H. D. Bruhn

Niedrig dosiertes Heparin
(»low-dose heparin«)
Wirkungsweise und Indikationen

7. Auflage

Niedrig dosiertes Heparin

(»low-dose heparin«)

Wirkungsweise und Indikationen

Prof. Dr. H. D. Bruhn
I. Medizinische Universitätsklinik Kiel

7., neu bearbeitete Auflage

Mit 16 Abbildungen

Schattauer Stuttgart – New York 1993

Die Deutsche Bibliothek – CIP-Einheitsaufnahme

Bruhn, Hans D.:
Niedrig dosiertes Heparin : Wirkungsweise und Indikationen
("low-dose heparin") / H. D. Bruhn. – 7., neu bearb. Aufl. –
Stuttgart ; New York : Schattauer, 1993

ISBN 3-7945-1527-7

Printed in Germany
Satz, Druck und Einband: Mayr Miesbach, Druckerei und Verlag GmbH

ISBN 3-7945-1527-7

Vorwort zur 7. Auflage

Die Ergebnisse neuerer Studien zur Thromboseprophylaxe mit niedrig dosiertem unfraktioniertem Heparin und mit niedrig dosiertem niedermolekularem Heparin häufen sich. In immer schnellerer Folge werden Daten zugunsten der einen oder anderen Heparin-Präparation vorgestellt und Prozentsätze der Reduktion einer Thrombosefrequenz oder der Verhinderung von Lungenarterienembolien gehandelt. Die antithrombotische Szene produziert viel heiße Luft und macht Schlagzeilen. Modische Trends werden diskutiert, das tägliche Urteil basiert auf den Ergebnissen der jeweils jüngsten Studien und Publikationen.
Dabei drohen jedoch bestimmte naturwissenschaftliche und hämostaseologische Grundregeln in Vergessenheit zu geraten. So werden beispielsweise klinische Studien mit niedermolekularen Heparinen lediglich noch im Hinblick auf ihre klinischen Ergebnisse beurteilt. Eine Analyse der damit verbundenen hämostaseologischen Wirkungen und Veränderungen wird als nicht mehr relevant diskutiert. Die Probleme der Standardisierung und der messenden Kontrolle niedermolekularer Heparine werden damit vom Tisch gefegt und für nicht existent erklärt. Andererseits wundert man sich dann über das zum Teil sogar häufigere Auftreten hämorrhagischer Komplikationen in Studien mit niedermolekularen Heparinen, die doch ursprünglich als Substanzen mit praktisch fehlender Blutungsneigung gepriesen wurden. Die Therapie akuter Becken-Beinvenenthrombosen mit niedermolekularen Heparinen in höherer Dosis gerät dann zum Blindflug, wenn Kontrollparameter nicht konsequent eingesetzt und nicht gewürdigt werden.
In dieser Situation erscheint es ratsam, sich auf die hämostaseologischen Grundlagen und auf die soliden Grundsätze der Standardisierung und messenden Kontrolle zu besinnen. Die mit unfraktioniertem Heparin gewonnenen bisherigen Daten und Ergebnisse erscheinen in diesem Licht bei der Auswertung als besonders relevant, da sie unter biochemisch bekannten und definierten Bedingungen und unter Kenntnis und Kontrolle von Wirkspiegeln erarbeitet wurden.
Schließlich gestatten die neueren Thrombin-Marker unabhängig von den bisherigen hämostaseologischen Methoden der partiellen

Thromboplastinzeit die Erfassung des antikoagulatorischen Effekts. Neuere Studien mit niedermolekularen Heparinen, sowohl in niedrigerer als auch in höherer Dosierung, sollten unbedingt durch Kontrolle dieser Thrombin-Marker überwacht werden, um zumindest eine Meßkontrolle der antithrombotischen Relevanz einzubauen. Eigene erste Daten mit unfraktioniertem Standard-Heparin sind zur Kontrolle der Wirkungsweise im folgenden Text angeführt worden. Die Überprüfung der Wirksamkeit verschiedener Heparin-Präparationen mit Hilfe der Thrombin-Marker parallel zu den bekannten hämostaseologischen Parametern und parallel zu den klinischen Ergebnissen ist zumindest für kontrollierte klinische Studien als wünschenswert anzusehen.

Kiel, im August 1992 H. D. Bruhn

Vorwort zur 6. Auflage

Der Einsatz von niedrig dosiertem Heparin (achtstündlich 5000 Internationale Einheiten – I.E. subkutan appliziert) hat zweifellos manche Probleme der Prophylaxe thromboembolischer Komplikationen gelöst, besonders in den chirurgischen Disziplinen. So ist auf diese Weise eine Thromboembolieprophylaxe realisierbar, ohne daß hierbei eine nennenswerte Blutungsneigung entsteht, ein Vorteil, der nicht nur von den chirurgischen Fächern geschätzt wird, sondern der sich auch dann günstig auswirkt, wenn parallel zur Thromboseneigung gleichzeitig eine erhöhte Blutungsbereitschaft besteht, wie beispielsweise in der Altersmedizin durch die arteriosklerotischen Gefäßwandveränderungen, besonders deutlich bei den akuten Enzephalomalazien mit ihrer Gefahr einer zerebralen Einblutung einerseits und der Ausbildung tiefer Beinvenenthrombosen andererseits.
Aber auch die Diskussion der Thromboembolieprophylaxe mit niedrig dosiertem Heparin beinhaltet die Auseinandersetzung mit einer Reihe noch ungelöster Fragen:
Wesentlich ist dabei zu berücksichtigen, daß das niedrig dosierte Heparin lediglich thromboembolische Komplikationen im venösen Bereich effizient reduzieren kann, jedoch derartige Komplikationen im arteriellen Bereich nicht sicher verhindert.
Die bisherige Standarddosierung von täglich dreimal 5000 I.E. Heparin scheint bei Patienten mit erniedrigtem Antithrombin-III-Spiegel (unter 17 mg/dl) und mit erhöhtem Körpergewicht nicht auszureichen, auch nicht nach besonders risikoreichen operativen Eingriffen mit erhöhter Thromboemboliefrequenz, wie z.B. nach Hüftgelenksoperationen, so daß für derartige Problemfälle die Erhöhung der Standarddosis auf dreimal 7500 I.E. Heparin täglich zu erwägen ist. Die Prophylaxe mit niedrig dosiertem Heparin beinhaltet insofern ein Problem, als der verantwortliche Therapeut glauben könnte, er habe nun alles Erdenkliche für die Thromboembolieprophylaxe getan. Für Risikofälle gilt dies eben nicht, hierbei ist dann – soweit möglich – eine höhere Heparindosierung bis hin zur regulären Heparindosierung anzustreben. Vor allem darf das niedrig dosierte Heparin lediglich zu prophylaktischen Zwecken eingesetzt werden, dagegen nicht als therapeutische Dosierung. Bei bestehender venöser

Thrombose, nach durchgemachter Lungenarterienembolie oder beim akuten Myokardinfarkt ist daher die reguläre, d.h. höhere Heparindosierung indiziert und eine niedrige Dosierung nur dann zu erwägen, wenn eine signifikante Blutungsneigung (lokale Blutungsursache, hämorrhagische Diathese) besteht. Daß eine Heparinprophylaxe immer nur ein Teil einer im therapeutischen Gesamtplan verankerten Thromboembolieprophylaxe sein kann, ergibt sich aus der bekannten klinischen Erfahrung, daß die Beseitigung einer Herzinsuffienz oder einer bradykarden Herzrhythmusstörung (Herzschrittmacherimplantation!) häufig in der Thromboseprophylaxe mindestens ebenso wichtig ist wie eine gerinnungshemmende Medikation.

Die antithrombotische Prophylaxe mit niedrig dosiertem Heparin erreicht in der Thromboseprophylaxe immer nur einen relativen, jedoch keinen absoluten Schutz. Es ergibt sich schon aus den vorangehend angeführten Gründen, daß eine Gerinnungsaktivierung oft nur zum Teil der auslösende Faktor für eine Thromboseneigung ist. Vielmehr sind häufig rheologische Ursachen, eine Herzinsuffizienz, Herzrhythmusstörungen usw. dafür verantwortlich, daß eine thrombotische Diathese entsteht. In solchen Fällen wird eine Heparinprophylaxe nur einen partiellen Schutz gewähren können, schon aufgrund der pathogenetischen Mechanismen. Unter diesen Bedingungen sollte auch nicht von einem »Versagen der Prophylaxe mit niedrig dosiertem Heparin« gesprochen werden, sondern vielmehr von thrombogenetischen Mechanismen, die einer gerinnungshemmenden Prophylaxe nur zum Teil oder nicht zugänglich sein können. Eine Erhöhung der Heparindosis wird in solchen Fällen auch keinen Ausweg aus der Problematik darstellen, zumal ein solches Vorgehen mit einer erhöhten Blutungsneigung verbunden ist.

Die geschilderte Problematik hat schon eine langjährige Vorgeschichte: Die Einführung der niedrig dosierten Prophylaxe von unfraktioniertem Heparin in die operative Thromboseverhütung geschah erstmals durch Lenggenhager in der Schweiz (1948, 1963). Aber erst durch die großen Studien von Kakkar (1975) wurde diese Methode richtig in das Bewußtsein der in der Thromboembolieprophylaxe tätigen Mediziner gerückt. Eine weitere Entwicklung in der antithrombotischen Prophylaxe zeichnete sich in den letzten Jahren durch die Einführung des niedermolekularen Heparins ab (Molekulargewicht 4000 bis

9000 Daltons), wobei es sich um fraktionierte Heparinpräparationen handelt. Erste Untersuchungen beim Tier wie auch kontrollierte Studien beim Menschen ergaben eine stärkere Hemmung des Faktors Xa als des Thrombins durch das niedermolekulare Heparin. Dadurch wurden vergleichsweise die partielle Thromboplastinzeit und die Thrombinzeit weniger verlängert, der Faktor Xa jedoch stärker gehemmt (Thomas et al., 1981, Bergqvist et al., 1983, Carter et al., 1982). Trotzdem wurden die Erwartungen, mit niedermolekularem Heparin einen guten antithrombotischen Effekt bei nahezu fehlender hämorrhagischer Diathese zu erzielen, insofern nicht ganz erfüllt, als auch in neueren Studien nicht unerhebliche Blutungskomplikationen beobachtet wurden (Schmitz-Huebner et al., 1984, Koller et al., 1986). Deshalb wird neuerdings durch den Einsatz von niedermolekularem Heparin in niedriger Dosierung versucht, derartige Blutungskomplikationen zu vermeiden.
Besonders danke ich an dieser Stelle Herrn Prof. Dr. P. Matis vom F. K. Schattauer Verlag, Stuttgart, für die jederzeit interessierte und gute Betreuung dieses Büchleins sowie Herrn J. Steffens, Grenzach, für die tatkräftige Unterstützung bei der Durchführung dieses Projekts.

Kiel, im September 1989 H. D. Bruhn

Inhaltsverzeichnis

I. Entdeckung des Heparins

Während seiner Untersuchungen zur Reinigung des gerinnungsaktiven Cephalins aus verschiedenen Geweben isolierte McLean (1916) eine Substanz, welche die Blutgerinnung hemmte. Diese Substanz wurde »Heparin« genannt, da sie erstmalig in der Leber nachgewiesen worden war. Howell und Holt (1918) zeigten, daß Heparin, welches Tieren injiziert worden war, gut vertragen wurde und eine gerinnungshemmende Wirkung aufwies.
Heparin findet sich in den meisten Körpergeweben; in besonders hoher Konzentration liegt es im Leber- und Lungengewebe sowie in der Dünndarm-Mukosa vor. Der Nachweis des Heparins wird dabei anhand seiner intensiven blauvioletten Anfärbung mit dem Farbstoff Toluidinblau (Metachromasie) geführt. Es stellte sich heraus (Holmgren und Wilander 1937), daß sich die Granula der Mastzellen mit Toluidinblau darstellen lassen und der Heparingehalt eines Gewebes der Zahl der in diesem Gewebe enthaltenen Mastzellen weitgehend entspricht. Als wichtigster Bildungsort des Heparins werden daher die Mastzellen angesehen.

II. Chemie und Pharmakokinetik

Heparin ist wasserlöslich und wird durch Alkohol, Aceton und Säuren gefällt. Es wird durch Extraktion aus Geweben in wäßriger oder alkalischer Lösung gewonnen, wobei die Freisetzung des Heparins aus Eiweißbindungen durch alkalische oder enzymatische Hydrolyse erfolgt (Jaques und Bell 1964).

Heparin ist keine einheitliche chemische Substanz, sondern ein Gemisch verschiedener Verbindungen mit unterschiedlicher Kettenlänge und unterschiedlichem Molekulargewicht, welche eine ähnliche Saccharid-Grundstruktur aufweisen. Das durchschnittliche Molekulargewicht liegt zwischen 10000 und 20000. Die kleinsten Untereinheiten sind Glukosamin, Glukuronsäure und Iduronsäure, die mit Schwefelsäure verestert sind (Abb. 1). Entscheidend für die gerinnungshemmende Wirkung des Heparins ist offensichtlich seine strukturelle Konformation (Spezifität) (Kiss 1975). Schon kleinere Änderungen der räumlichen Anordnung des Heparinmoleküls können daher zum Wirkungsverlust führen. Die Wirkung des Heparins ist an seinen stark anionischen Charakter gekoppelt, da diese Eigenschaft ihm die Möglichkeit gibt, wichtige Kationen, z.B. Kalzium, aber auch kationische Eiweißkörper zu binden. Ein Mukopolysaccharid wie das Heparin kann also in dieser Weise mit einem spezifischen Ionenaustauscher verglichen werden (Kiss 1975).

Neuere Untersuchungsergebnisse zeigen, daß sowohl das Salz als auch das Molekulargewicht des eingesetzten Heparinpräparates den nach subkutaner Injektion erzielten Grad der Gerinnungshemmung stark beeinflussen kann (Johnson et al. 1976, Kakkar 1980, Verstraete 1980).

Danach wurde die höchste anti-Xa-potenzierende Wirkung 3–4 Stunden nach der Injektion von niedermolekularem Natriumheparinat erzielt. Bei der Verabreichung von Natriumheparinat (Molekulargewicht 15000) wurden die höchsten Werte eine Stunde nach der Injektion gefunden. Eine signifikant niedrigere anti-Xa-potenzierende Wirkung wurde eine Stunde nach der Injektion von Kalziumheparinat und insbesondere nach der Injektion von hochmolekularem Heparin gemessen (Johnson et al. 1976). Nach den Ergebnissen von Kakkar (1980) kann ein niedrigmolekulares Heparinpräparat den Faktor Xa sogar stär-

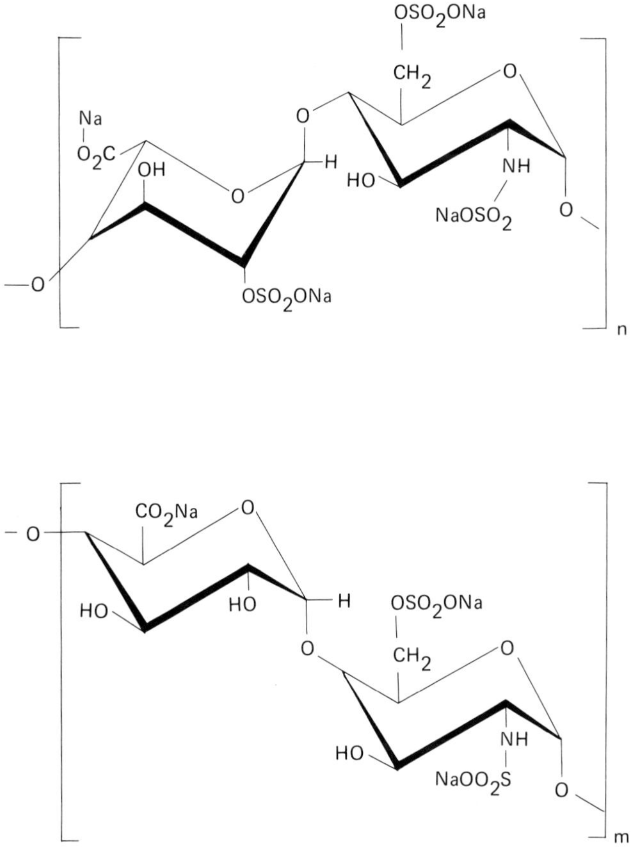

n ≧ m; n + m = 8 - 15 in most heparin samples

Abb. 1. Stereochemische Formel des Heparins (Kiss 1975).

ker hemmen und dabei klinisch effektiver antithrombotisch wirksam sein bei geringerer Blutungsneigung, als eine entsprechende höhermolekulare Heparinpräparation. Es bleibt weiteren Untersuchungen vorbehalten, festzustellen, ob diese ersten positiven Ergebnisse tatsächlich den klinischen Einsatz niedrigmolekularer Heparinpräparationen rechtfertigen. Vergleichende randomisierte Studien mit verschiedenen Heparinpräparationen sind in diesem Zusammenhang zweifellos erforderlich.

In den letzten Jahren sind niedermolekulare Heparinfraktionen mit einem mittleren Molekulargewicht zwischen 4000 und 9000 Daltons im Hinblick auf ihre Einsetzbarkeit in der antithrombotischen Prophylaxe untersucht worden. Im Gegensatz zu unfraktionierten Heparinpräparationen zeigten niedermolekulare Heparinpräparate eine selektive Hemmwirkung auf den Faktor Xa mit einem nur geringeren Hemmeffekt auf die Thrombinaktivität (Thomas et al. 1982, Bergqvist et al. 1983). Dementsprechend waren die Thrombinzeit und die aktivierte partielle Thromboplastinzeit weniger stark verlängert (Thomas et al. 1983, Carter et al. 1982). Nach subkutaner Applikation von niedermolekularem Heparin ist die Faktor-Xa-Hemmung im Plasma signifikant höher und von längerer Dauer im Vergleich zu unfraktioniertem Heparin (Bergqvist et al. 1983, Thomas et al. 1982). Die einmalige tägliche Gabe von niedermolekularem Heparin könnte daher ausreichend sein im Hinblick auf einen signifikanten antithrombotischen Effekt ohne übermäßige Blutungsneigung. Allerdings sind in neueren Studien mit täglich einmal 7500 Anti-Faktor-Xa-Einheiten vermehrt Blutungskomplikationen beobachtet worden (Koller et al. 1986). Die Halbwertszeit von Heparin im menschlichen Blut beträgt ungefähr 1½ Stunden (Estes und Poulin 1975). Dabei ist zu berücksichtigen, daß die mittlere Halbwertszeit von Heparin, das im Bioassay bestimmt wurde, nur ungefähr 80% der mittleren Halbwertszeit der gerinnungshemmenden Heparinwirkung betrug (Estes und Poulin 1975). Bei allen pharmakokinetischen Überlegungen das Heparin betreffend ist weiterhin zu berücksichtigen, daß die Heparinwirkung von der Konzentration an Antithrombin III und Fibrinogen im Blut abhängig ist. So hat Heparin eine geringere gerinnungshemmende Wirkung bei niedrigen Antithrombin-III-Spiegeln und andererseits eine verstärkte gerinnungshemmende Wirkung bei niedrigen Fibrinogen-Konzentrationen (s. weiter unten: Wirkungsweise des Heparins). Je nach Applikationsweise als kontinuierliche Dauerinfusion oder intermittierende intravenöse oder subkutane Applikation werden stark unterschiedliche Wirkspiegel beobachtet (vgl.: Applikationsformen und Dosierung).

Das Heparin wird wahrscheinlich in das Gefäßendothel und in das retikuloendotheliale System aufgenommen und dort abgebaut. Unverändert wird es durch die Niere nicht oder nur in kleinen Mengen ausgeschieden (Duckert 1983). Im Harn findet man während der Heparinbehandlung sulfatierte Abbauprodukte, die praktisch keine antikoagulierende Wirkung besitzen.

III. Definition von Heparin-Einheiten (Heparindosis)

Die Heparindosis wird in NIH-Einheiten (National Institute of Health-Einheiten) definiert nach dem USP-Standard (Standard in den USA) oder in I.E. (internationale Einheiten) definiert nach dem WHO-Standard (Standardisierung durch die Weltgesundheitsorganisation). Die internationalen Einheiten sind etwa 8% niedriger als die NIH-Einheiten (Duckert 1983). Sie werden in Zukunft wahrscheinlich ausschließlich verwendet werden. Die Dosis-Angabe in mg (1 mg entspricht ungefähr 100 Einheiten) ist ungenau, da die Heparinaktivität pro mg infolge des variablen Molekulargewichtes und der verschiedenen chemischen Struktur unterschiedlich ist (Duckert 1983). Zudem ist eine Information in mg unpraktisch, da die Konzentration der kommerziellen Heparinlösungen selten in mg angegeben wird. Da eine wissenschaftliche Einigung auf eine optimale Testmethode zur Heparinbestimmung fehlt (Thomas 1982), werden von der Weltgesundheitsbehörde zur Zeit alle nationalen Heparintestmethoden und -präparationen für vergleichende Untersuchungen anerkannt. Noch komplizierter ist die Situation bei der Standardisierung von Heparinfraktionen mit niedrigerem Molekulargewicht, von Heparinoiden und Heparinanalogen (Thomas 1982).
Die Charakterisierung von niedermolekularem Heparin im Hinblick auf seine Dosis durch Anti-Faktor-Xa-Einheiten ist insofern problematisch, als die Anti-Faktor-Xa-Aktivität der Präparate nicht der einzige relevante Gesichtspunkt der antithrombotischen Wirkung von niedrigmolekularem Heparin zu sein scheint. Antithrombotischer Effekt und Anti-Faktor-Xa-Aktivität gehen nicht parallel (Holmer et al. 1982). Daher wird diskutiert, daß die antithrombotische Aktivität niedrigmolekularen Heparins nicht nur auf seine gerinnungshemmenden Eigenschaften, sondern möglicherweise auch auf Wirkungen zurückzuführen ist, welche die Blutplättchen und das fibrinolytische System betreffen (Schmitz-Huebner 1986). Die Einführung eines Standards für das niedrigmolekulare Heparin ist darüber hinaus eine vordringliche Aufgabe, um eine gemeinsame Basis für Gerinnungsanalysen verschiedener Laboratorien und für klinische Studien zu etablieren.

IV. Physiologische Bedeutung des Heparins

Die Annahmen über die physiologische Bedeutung des Heparins sind bisher sämtlich hypothetisch:
Es ist zu vermuten, daß das Heparin lokal, zum Beispiel in der Mikrozirkulation der Lunge und der Darmmukosa, wirksam sein könnte, um eine latente Gerinnung zu verhindern und kleine Konzentrationen von Faktor Xa bzw. von Thrombin zu neutralisieren. Neben dieser potenziellen Wirkung in der Hämostase beeinflußt das Heparin auch andere biologische Systeme:
Es erhöht das negative elektrische Potential der Gefäßwand (»natürliches« Heparin als Heparan an den Endothelzellen der Gefäßwand) und reagiert mit anderen Zellen, wirkt hemmend oder stimulierend auf Hormone, wirkt auf das Komplementsystem und kann den Organismus gegen basische Toxine und Drogen schützen (Jaques 1979).
Unter physiologischen Bedingungen finden sich im menschlichen Blut nur geringe, an der Grenze der Nachweisbarkeit liegende Konzentrationen von Heparin (Jorpes 1971). Auch bei Einsatz besonders empfindlicher Nachweismethoden ergeben sich lediglich näherungsweise Anhaltspunkte dafür, daß die Konzentration des endogenen Heparins unter 0,15 µg/ml Plasma liegen müßte (Zöllner und Lorenz 1963). Neuere Untersuchungen (Teien et al. 1977, Roka et al. 1979) konnten durch den Einsatz chromogener Substrate zeigen, daß das endogene Heparin meßbar ist und in den angeführten niedrigen Größenordnungen liegt. Gesicherte Hinweise auf die physiologische Bedeutung des Heparins fehlen bis heute (Koller 1975). Die Annahme, daß kleinste Heparinkonzentrationen im Blut der physiologischen »latenten Gerinnung« (Lasch und Roka 1954) entgegenwirken, muß daher hier rein hypothetisch ausgesprochen werden. Immerhin wäre es vorstellbar, daß auch Spuren von Heparin ausreichen, um das Antithrombin III katalytisch zu aktivieren und damit die Funktion des wichtigsten möglichen Hemmkörpers der physiologischen »latenten Gerinnung« zu regulieren bzw. aufrechtzuerhalten.
Weiterhin kann angenommen werden, daß Heparin unter physiologischen Bedingungen durch Aktivierung der Lipoprotein-Lipase einen Einfluß auf den menschlichen Fettstoffwechsel hat. So zeigte Hahn schon 1943, daß eine alimentäre Hyperlipämie

durch intravenöse Heparingabe signifikant reduziert wird. Diese Wirkung des Heparins beruht auf der Mobilisierung und Aktivierung der Lipoprotein-Lipase.
Dieses Enzym wirkt unter physiologischen Bedingungen auf die Chylomikronen und auf die VLDL (very low density lipoproteins) im Sinne einer Hydrolyse der Triglyceride. Dabei werden freie Fettsäuren und Glycerin gebildet. Die lipolytische Wirkung des Heparins wurde zur Behandlung der Hyperlipämien eingesetzt (Deutsch 1964, Gastpar 1965).
Kurien et al. (1969) wiesen darauf hin, daß die heparininduzierte Bildung freier Fettsäuren sich auf den Verlauf des frischen Myokardinfarktes ungünstig auswirken könnte, da auf diese Weise im Tierexperiment gehäuft ventrikuläre Extrasystolen auftreten. In entsprechenden klinischen Studien wurde jedoch gezeigt, daß diese tierexperimentell begründete Befürchtung den klinischen Ergebnissen nicht entspricht (Wolf et al. 1974).

V. Das Thromboembolie-Risiko

In der klinischen Diagnostik thrombotischer Diathesen ist der Einzelfall in seiner gesamten Risikokonstellation zu erfassen. Diese sorgfältige Analyse des Einzelfalls und seiner Risikokonstellation durch verschiedene klinische und biochemische Parameter ist ein Anliegen der wissenschaftlichen Thromboseforschung; die Erfassung von Patientengruppen mit erhöhtem Thromboembolie-Risiko stellt dagegen eine klinische Aufgabe dar, die dem diagnostizierenden Arzt gesicherte Erkenntnisse über das Thromboembolie-Risiko in verschiedenen Patienten-Kollektiven an die Hand gibt und somit eine adäquate Prophylaxe und Therapie gewährleistet.

Krankheitsbilder des arteriellen Gefäßsystems

Welche Risikokonstellationen signalisieren dem klinisch tätigen Arzt, daß bei einem Patienten bzw. einer Patientengruppe mit einer erhöhten Thromboemboliefrequenz zu rechnen ist? Es sind dies Erkrankungen im internmedizinischen Fachbereich, die eine Disposition zur Manifestation thromboembolischer Krankheitsbilder des arteriellen Gefäßsystems einschließen:

- Der akute Myokardinfarkt wird in 12,5% von thromboembolischen Komplikationen im arteriellen Bereich begleitet,
- Polycythaemia vera, höhergradige Polyglobulie, aber auch eine Erhöhung der Blutviskosität unter Behandlung mit Diuretika, bei Exsikkose nach Diarrhöen, Erbrechen usw., schließlich Thrombozytosen – auf dem Boden myeloproliferativer Erkrankungen bzw. nach Milzexstirpation,
- Herzrhythmusstörungen, besonders bradykarde Herzrhythmusstörungen, Vorhofflimmern bei dilatiertem linkem Vorhof mit der Möglichkeit konsekutiver arterieller Embolien, besonders bei Mitralklappenvitien,
- Herzklappenfehler, besonders das noch nicht operierte Mitralklappenvitium, aber auch der Status nach operativer Korrektur dieser Vitien,
- Herzinsuffizienz bei gleichzeitig bestehender fortgeschrittener Arteriosklerose,

- generalisierte Arteriosklerose mit ihren verschiedenen Manifestationsformen, besonders auch mit den arterioarteriellen Embolisierungen auf dem Boden arteriosklerotischer Plaques; hierbei sind die rezidivierenden transitorisch-ischämischen Attacken im zerebralen Bereich besonders hervorzuheben,
- Aktivierung des Gerinnungs- und Plättchensystems durch adrenerge Einflüsse mit Freisetzung von Katecholaminen; so konnten wir zeigen, daß Koronarpatienten unter körperlicher Belastung mit einem Anstieg der Faktor-VIII-Aktivität, der Plättchenaggregation und des Plättchenfaktors 4 reagieren,
- virale oder bakterielle Infektionen mit der dadurch hervorgerufenen Thromboseneigung,
- Hyperviskositätssyndrom durch erhöhte Fibrinogenspiegel auf dem Boden entzündlicher Prozesse, aber auch von Tumoren.

Krankheitsbilder des venösen Gefäßsystems

Im Bereich des venösen Gefäßsystems bieten ebenfalls eine Reihe internmedizinischer Erkrankungen eine Disposition zu thromboembolischen Komplikationen bis hin zur Lungenarterienembolie, so z.B.

- akuter Myokardinfarkt,
- Herzinsuffizienz,
- längere Bettlägerigkeit,
- bradykarde Herzrhythmusstörungen,
- Infektionen,
- Malignome mit der Freisetzung von Tumorzell-Thromboplastinen,
- Polycythaemia vera und Polyglobulien können auch im venösen System thrombotische Komplikationen induzieren,
- Mangel an Antithrombin III (AT III), Heparin-Cofaktor II (HC II), Protein C und Protein S,
- Zentralvenenkatheter mit der Tendenz zur lokalen Thrombosierung,
- Status varicosus, primäre und sekundäre Varizen, das postthrombotische Syndrom.

Die Häufigkeit tiefer Venenthrombosen in der Inneren Medizin wird – gemessen mittels ^{125}J-Fibrinogentest – mit 35% angegeben.

Der Einsatz von niedrig dosiertem Heparin dient der Thromboembolieprophylaxe im Bereich des venösen Gefäßsystems

Zweifellos kann auch im arteriellen Gefäßsystem mit niedrigeren Heparindosierungen therapiert werden, z.B. nach gefäßchirurgischen Eingriffen. Grundsätzlich erfordert jedoch die Thromboembolieprophylaxe im arteriellen System höhere Heparindosen, so daß das Konzept der antithrombotischen Prophylaxe mit niedrig dosiertem Heparin im arteriellen System nur ausnahmsweise und bei besonderen Kontraindikationen (Hypertonie, hämorrhagische Diathese) zu diskutieren ist. Im venösen System sind dagegen die Erfolge der antithrombotischen Prophylaxe mit niedrig dosiertem Heparin durchaus auch klinisch relevant. Allerdings ist hervorzuheben, daß es sich niemals – besonders bei der Prophylaxe mit niedrig dosiertem Heparin – um eine totale, d.h. in jedem Fall sicher wirksame Prophylaxe handelt. Vielmehr handelt es sich um eine partielle Prophylaxe, da zu viele Einflußgrößen das Thromboembolierisiko beeinflussen (vergleiche oben).

Zusammenfassend läßt sich das Thromboembolierisiko im venösen Bereich mit folgenden Risikofaktoren charakterisieren:

Positive Anamnese einer venösen Thromboembolie und/oder Hinweise auf Venenkrankheiten (z.B. Varicosis, postthrombotisches Syndrom)
Fortgeschrittenes Lebensalter (über 40 Jahre)
Übergewicht (mehr als 20% über Idealgewicht)
Körperliche Immobilisierung
Herzkrankheiten
Maligne Erkrankungen
Operationen
Gravidität
Zustand nach Entbindung
Behandlung mit Östrogenen, Kortikosteroiden, Antifibrinolytika, Diuretika und Bluttransfusionen
Traumatisierung des Bewegungsapparates, der Venen (z.B. Venenkatheter).

VI. Wirkungsweise des niedrig dosierten unfraktionierten Heparins

Heparin greift an verschiedenen strategisch wichtigen Punkten hemmend in den Gerinnungsablauf ein, so daß nicht von der Heparinaktivität, sondern von den Heparinaktivitäten gesprochen wurde (Teien et al. 1977). Von den verschiedenen Heparinwirkungen scheint der beschleunigende Effekt auf die Inaktivierung von Thrombin und Faktor Xa durch Antithrombin III die größte praktische und klinische Konsequenz zu besitzen. Da Heparin an eine Reihe von Proteinen gebunden wird, hat es aufgrund dieser unspezifischen Eigenschaft der Eiweißbindung eine direkte Wirkung auf die Reaktion von Thrombin mit Fibrinogen (Abb. 2), welche allerdings nur bei hoher Heparindosierung (z.B. 40000 I.E. Heparin täglich, bei einem Körpergewicht von 70 kg) zum Tragen kommt, während die Wirkung auf das Kontaktsystem der Blutgerinnung und auf die Faktor-Xa-Inaktivierung schon bei niedriger Heparindosierung zu beobachten ist. Im einzelnen sind bezüglich der Wirkungsweise des niedrig dosierten Heparins noch die folgenden Aspekte zu beachten: Die Bindung sowohl an Thrombin als auch an Fibrino-

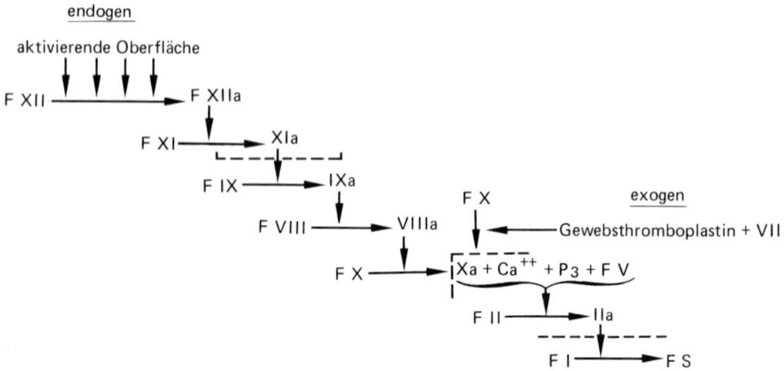

Abb. 2. Angriffspunkte des Heparins im Gerinnungsprozeß. Diejenigen Reaktionen, die der gerinnungshemmenden Heparinwirkung unterliegen, werden hier schematisch durch gestrichelte Linien »unterbrochen«. ----- Angriffspunkte von Heparin

gen erklärt die hemmende Wirkung von Heparin im gereinigten Thrombin-Fibrinogen-Testsystem (Abildgaard 1968).

Zusätzlich ist jedoch ein weiterer Wirkungsmechanismus des Heparins von größter Bedeutung, der nur im Plasma bzw. im Vollblut beobachtet werden kann (Heimburger 1967, Abildgaard 1968). Hierbei erfolgt durch die Bindung des Heparins an den »Heparin-Kofaktor« eine erhebliche Verstärkung der heparininduzierten Gerinnungshemmung. Die nähere Analyse dieses Phänomens hat gezeigt (Heimburger 1967, Rosenberg und Damus 1973), daß Heparin die Inaktivierung von Thrombin durch Antithrombin III erheblich beschleunigt, und zwar handelt es sich um eine katalytische Beschleunigung dieser Hemmkörper-Reaktion, bei der Heparin nicht verbraucht wird (Markwardt und Walsmann 1959).

Wichtig ist noch der quantitative Aspekt der unterschiedlichen Wirkung des Heparin-Antithrombin-III-Komplexes auf Faktor Xa und auf Thrombin. Da der Faktor X in der Gerinnungskaskade vor dem Thrombin in Aktion tritt und der Gerinnungsablauf um so leichter gehemmt werden kann, je früher die Hemmwirkung eingreift, sind für die Neutralisierung des Faktors Xa viel kleinere Mengen Heparin nötig als für die Neutralisierung des Thrombins (Duckert 1983): 1 µg Antithrombin III verhindert durch Neutralisierung von 32 I.E. Faktor Xa die Bildung von 1600 I. E. Thrombin (Yin 1975). Um letztere Menge direkt zu neutralisieren, wären 1000 µg Antithrombin III notwendig. Der Gerinnungsablauf stellt also eine biologische Amplifikation dar (Duckert 1983), so daß die Hemmung des Faktors Xa mit kleineren Heparindosen möglich ist im Vergleich zur Thrombinhemmung, d.h., das Prinzip der Prophylaxe mit niedrig dosiertem Heparin ist »dosissparend«.

Weitere Untersuchungen haben gezeigt, daß Antithrombin III auch als Hemmkörper des aktivierten Gerinnungsfaktors X (Xa) anzusehen ist (Biggs et al. 1970, Yin et al. 1970). Damit ist die gerinnungshemmende Wirkung des Heparins auch auf die Desaktivierung dieses Gerinnungsfaktors zurückzuführen. Neuere Untersuchungen durch Rosenberg (1975) haben außerdem ergeben, daß Heparin den aktivierten Gerinnungsfaktor XI (XIa) hemmt, daß offensichtlich also auch das Kontaktsystem der Blutgerinnung, das aus den Gerinnungsfaktoren XII und XI besteht, direkt von der gerinnungshemmenden Wirkung des

Heparins betroffen ist. Rosenberg konnte demonstrieren, daß der Faktor XI als Serinprotease in gleicher Weise wie Thrombin und Faktor Xa durch Antithrombin III neutralisiert wird, ein Prozeß, den Heparin wiederum katalytisch beschleunigt.
Das Antithrombin III (langsam wirksam) und das Antithrombin-III-Heparin (sofort wirksam) können alle Serinproteasen des intravasalen Gerinnungssystems XIIa, XIa, IXa, Xa und Thrombin hemmen, die wie das Thrombin ein Serin als aktive enzymatische Gruppe besitzen. Der Einfluß des Molekulargewichtes des Heparins wirkt sich bei den verschiedenen Gerinnungsproteasen unterschiedlich aus:
Das kleinmolekulare Heparin hemmt Faktor Xa stärker als das Thrombin. Diese Affinität für Faktor Xa erklärt den prophylaktischen Effekt der Behandlung mit Heparinminidosen (Yin 1975). Aus dem Gemisch des »natürlichen« Heparins der Pharmakopöe kann durch Fraktionierung ein homogener, niedrig molekularer Anteil abgetrennt werden (Molekulargewicht ca. 6000). Dieses niedrig molekulare Heparin besitzt eine etwa viermal stärkere Anti-Xa-Aktivität als Antithrombin-Aktivität (letztere gemessen mit der aPTT). Unter der noch nicht bewiesenen Annahme, daß die antithrombotische Wirkung des Heparins der Anti-Xa-Aktivität, die Blutungsgefahr dagegen der Antithrombin-Aktivität parallel gehe, wäre diese Trennung der erwünschten von den unerwünschten Wirkungen von klinischem Interesse (Duckert 1983). Untersuchungen über die klinische Brauchbarkeit dieser Heparinfraktion sind zur Zeit im Gange (Kakkar et al. 1982, Schmitz-Huebner 1982).
Eigene Untersuchungen galten der Frage, ob niedrig dosiertes Heparin (3 × 5000 I.E. Heparin in 24 Stunden, subkutan appliziert) eine Wirkung auf das Kontaktsystem der Blutgerinnung aufweist. Dabei wurde bei 16 Patienten mit chronisch-arterieller Verschlußkrankheit die »Kontaktaktivierbarkeit« des Gerinnungssystems durch Celite vor und während der Heparinapplikation gemessen. Die Untersuchungen erfolgten in dem von Hunter und Allensworth (1967) angegebenen Testsystem, in dem das Verhältnis von aktivierter zu nichtaktivierter Rekalzifizierungszeit graphisch ermittelt wird (Abb. 3). Die mittlere »Kontaktaktivierbarkeit« betrug vor Heparingabe 74% und verkleinerte sich unter Heparin auf 62% als Hinweis auf die gehemmte »Kontaktaktivierbarkeit« des Gerinnungssystems. Der Unter-

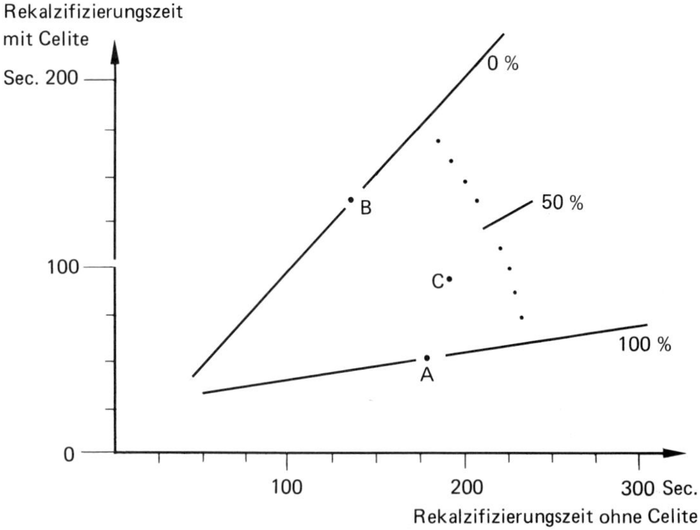

Abb. 3. »Kontaktaktivierbarkeit« des Gerinnungssystems durch Celite, gemessen in dem von Hunter und Allensworth (1967) angegebenen Testsystem. Für jeden Patienten wird der Schnittpunkt C von Rekalzifizierungszeit ohne Celite (Abszisse) und Rekalzifizierungszeit mit Celite (Ordinate) bestimmt und auf der zwischen den Geraden A und B eingezeichneten Prozent-Skala die prozentuale »Kontaktaktivierbarkeit« abgelesen, die auch als Maß der aktivierbaren Faktor-XII-Aktivität ausgewertet werden kann (Hunter und Allensworth 1967).

schied war im t-Test für gepaarte Daten auf dem 1%-Niveau abzusichern, d.h. signifikant. Dasselbe Ergebnis wurde in vitro erzielt, wenn 1 Einheit Heparin 1 ml Zitratplasma zugesetzt wurde. Dabei verkleinerte sich in einer entsprechenden Untersuchungsserie die mittlere »Kontaktaktivierbarkeit« von 80 auf 68% als Ausdruck einer (auf dem 1%-Niveau) signifikant gehemmten »Kontaktaktivierbarkeit« des Gerinnungssystems. Die genannten Befunde stehen in guter Übereinstimmung mit den Ergebnissen Rosenbergs (1975), daß eine heparininduzierte Hemmung des Faktors XIa eintritt.

Weitere eigene Befunde weisen indirekt darauf hin, daß die Heparinwirkung auf den Gerinnungsfaktor XII nicht einfach

einer Hemmwirkung gleichzusetzen ist. So fand sich bei Untersuchungen über Auswirkungen der Hämoperfusion mit polymerbeschichteten Aktivkohlegranulaten auf das Gerinnungssystem in vitro, daß Heparin die Oberflächenwirkung der Aktivkohlegranulate nicht herabsetzt, sondern auch in einer Konzentration von 5 I. E./ml Plasma den durch Oberflächenadsorption bedingten Abfall der Aktivität des Gerinnungsfaktors XII nicht verhindert (Bruhn et al. 1976). Eine direkte Interferenz des Heparins mit der Oberflächenaktivierung des Gerinnungsfaktors XII läßt sich aus dieser In-vitro-Beobachtung nicht ableiten.
Einen neuen wichtigen Gesichtspunkt zum möglichen Wirkungsmechanismus des niedrig dosierten Heparins hat kürzlich Schröer (1980) vorgetragen: Heparin soll nach diesen Vorstellungen als Endothelpharmakon in der Weise wirken können, daß zunächst nach subkutaner Applikation eine konstante niedrige Heparinkonzentration im Plasma erzielt wird und damit eine ausreichend große Heparinbindung an das Gefäßendothel über Stunden aufrechterhalten wird. Dabei entfaltet das Heparin aufgrund seiner hohen Affinität zum Endothel eine »nicht-thrombogene« Endothelwirkung. Hiebert und Jaques (1976) konnten experimentell an heparinbehandelten Ratten zeigen, daß die Heparinkonzentration des Endothels mehr als 100mal größer war als die des Blutes. Vielleicht beruht auf dieser Endothelwirkung des niedrig dosierten Heparins zu einem nicht unwesentlichen Teil der günstige Effekt dieser Form der Heparintherapie (Schröer 1980).
Unter bestimmten klinischen Bedingungen kann der Thromboseschutz durch niedrig dosiertes Heparin ausbleiben. Das ist vor allem dann der Fall, wenn eine Grundkrankheit vorliegt, bei der die thrombogenen Risikofaktoren überwiegen, die durch Antikoagulanzien nicht beeinflußt werden. Das kann vor allem der Fall sein bei metastasierenden Malignomen, bei Infektionen, vor allem aber bei klinisch manifesten thromboembolischen Erkrankungen. Hier ist ein Übergang auf die höher dosierte Heparinbehandlung erforderlich.
Der Heparineffekt kann aber auch ausbleiben, wenn eine übermäßige Heparinbindung an Bluteiweißkörper oder an das Gefäßwandendothel erfolgt, wenn das Blut zu wenig Antithrombin III enthält, wenn der Plättchenfaktor 4 erhöht ist oder eine Hyperfibrinogenämie vorliegt.

VII. Wirkungsweise des niedrig dosierten niedermolekularen Heparins

Das heute handelsübliche Heparin stellt ein Gemisch verschieden langer Polysaccharidketten mit einer Molekulargewichtsverteilung von 4000 bis 30000 Daltons dar. Während die höhermolekularen Heparinanteile vorwiegend auf das Thrombin wirken, haben die niedermolekularen Anteile (4000 bis 9000 Daltons) hauptsächlich eine Wirkung auf den Faktor Xa. Zunächst herrschte die Vorstellung, daß das niedermolekulare Heparin praktisch keine Blutungskomplikationen hervorrufen könne, da die Thrombinzeit und die partielle Thromboplastinzeit nur wenig verlängert wurden, dagegen die Faktor-Xa-Aktivität stärker und länger anhaltend beeinträchtigt wurde (Thomas et al. 1981, Carter et al. 1982). Der Vorteil der niedermolekularen Heparine besteht vor allem darin, daß sie eine deutlich längere Plasmahalbwertszeit aufweisen als unfraktioniertes Heparin (Bergqvist et al. 1983, Thomas et al. 1982).

Bezüglich der Dosierung des niedermolekularen Heparins bestehen noch deutliche Meinungsverschiedenheiten, die daraus ersichtlich werden, daß verschiedene Hersteller mit unterschiedlichen Präparaten stark differierende Tagesdosen empfehlen. Offen ist auch noch die Frage, woran sich der Therapeut bei diesen Dosisempfehlungen orientieren soll:

Bisher galt die Anti-Faktor-Xa-Wirkung als der verläßliche Indikator einer antithrombotischen Wirkung. Aber nicht nur zu diesem Punkt ist die Diskussion in Gang geraten, auch zur Frage der Standardisierung verschiedender Präparate anhand eines gemeinsamen, internationalen Standards sind Vorstellungen entwickelt worden, die greifbare und praktische Konsequenzen nach sich ziehen (Thomas 1987). Bei der Wirkungsanalyse des niedermolekularen Heparins ist zweifellos auch in Betracht zu ziehen, daß die in verschiedenen Gerinnungsansätzen meßbaren Parameter nicht unbedingt Hinweise auf die antithrombotische Wirksamkeit geben, welche unter anderem auch durch Bindung des niedermolekularen Heparins an das Gefäßendothel bedingt sein könnte, ein Vorgang, der bisher in keinem Gerinnungsansatz messend verfolgt werden kann.

Es ist als Vorteil des niedermolekularen Heparins anzusehen, daß es mit einigen Plasmaproteinen, die Heparin neutralisieren, nicht oder nur teilweise reagiert (zum Beispiel Histidin-reiches Glykoprotein, LDL-Plättchenfaktor 4) (Schmitz-Huebner 1985). Es wird diskutiert, daß darin der Grund zu suchen sei, daß niedermolekulares Heparin, bezogen auf seine Anti-Xa-Aktivität, eine größere Bioverfügbarkeit aufweist (Schmitz-Huebner 1985). Allerdings darf diese Anti-Faktor-Xa-Wirksamkeit nicht mit antithrombotischer Aktivität gleichgesetzt werden. Auch die blutungsfördernde Wirkung bestimmter niedermolekularer Heparin-Fraktionen ist nicht unbedingt auf die gerinnungshemmende Aktivität dieser Fraktionen zurückzuführen, sondern möglicherweise auf deren Plättchen-Wirksamkeit oder auf ihre fibrinolytische Aktivität (Schmitz-Huebner 1986). Natürlich gilt auch für das niedermolekulare Heparin ebenso wie für das unfraktionierte Heparin, daß seine hämorrhagische Wirkung vor allem dann klinisch hervortritt, wenn lokale Blutungsursachen bestehen (Bruhn 1986), d.h., in der Diskussion um die Blutungskomplikationen mit niedrig dosiertem und niedermolekularem Heparin müssen auch immer die Gesichtspunkte lokaler Blutungsursachen berücksichtigt werden, zum Beispiel nach chirurgischen Eingriffen in der Abdominalchirurgie, bei Malignomen, entzündlichen Darmprozessen, Urolithiasis, Blasenpapillomen, nicht bekannten Ulcera ventriculi oder duodeni usw. Solche lokalen Blutungsursachen sind naturgemäß durch keinen Gerinnungstest zu erfassen (Bruhn 1986). Die zur Verfügung stehenden Hämostaseparameter reflektieren lediglich eine systemische Blutungsneigung, die durch einen Hämostasedefekt bedingt ist.

Niedermolekulares Heparin wurde inzwischen bei verschiedenen klinischen Indikationen in der Thromboseprophylaxe getestet. So berichten Schrader et al. (1986) darüber, daß die Langzeittherapie mit niedermolekularem Heparin bei Dialysepatienten eine gute Alternative zur Behandlung mit unfraktioniertem Heparin darstellt. Bei effektiver Anti-Faktor-Xa-Aktivität und bei vergleichbarer antithrombotischer Aktivität hat niedermolekulares Heparin möglicherweise ein geringeres Blutungsrisiko infolge des geringeren Effekts auf PTT, Thrombinzeit und Thrombozyten (Schrader et al. 1986). Vergleichbare Ergebnisse, besonders auch im Hinblick auf einen niedrigeren Transfusionsbedarf, ergaben sich in unserem Arbeitskreis (Zahorsky et al. 1987). Koller

berichtet über den Einsatz eines niedermolekularen Heparinfragments (KABI-Fragment 2165), das in einer Dosierung von 7500 Anti-Faktor-Xa-Einheiten täglich zu erheblichen Blutungskomplikationen führte (Koller et al. 1986). In einer Folgestudie wurde die tägliche Anti-Faktor-Xa-Dosis auf 2500 E reduziert. Dabei waren die Blutungskomplikationen mit niedermolekularem Heparin (14,9%) und unfraktioniertem Heparin (15,3%) gleich groß, und die thromboembolischen Komplikationen wurden in gleichem Umfang herabgesetzt (mit niedermolekularem Heparin auf 2,86% und mit unfraktioniertem Heparin auf 2,94%) (Koller et al. 1986). Koller folgert aus seinen Untersuchungen, daß 2500 Anti-Faktor-Xa-Einheiten täglich eine sichere und wirksame perioperative Thromboseprophylaxe gestatten. Der Vorteil des niedermolekularen Heparins wird in der einmaligen täglichen Applikation gesehen.
Haas und Mitarbeiter (1986) untersuchten die Frage, ob niedermolekulares Heparin nach wiederholter Applikation eine kumulierende Wirkung entfaltet. Sie konnten bestätigen, daß insbesondere die Anti-Faktor-Xa-Aktivität nach Einsatz von niedermolekularem Heparin eine relativ lange Halbwertszeit aufweist, weshalb sie eine einmalige tägliche Applikation empfehlen. Eine kumulierende Wirkung war in diesen Untersuchungen nicht erkennbar. Hellstern et al. (1986) und Schmitz-Huebner (1986) weisen vor allem darauf hin, daß zwischen klinischer Blutungsneigung und den Ergebnissen der Gerinnungstests keine Korrelation besteht.
In einer eigenen Studie (Prillwitz, Bewig, Bruhn 1986/1987) wurde niedermolekulares Heparin (Fragmin®, Kabi) beim akuten Myokardinfarkt eingesetzt im Vergleich zu unfraktioniertem Heparin (Liquemin®N, Roche). Die dabei gewonnenen Erfahrungen lassen sich wie folgt zusammenfassen: Venöse Thrombosen wurden bisher unter Kontrolle mit dem Jod-Fibrinogen-Test unter 5000 Anti-Xa-Einheiten niedermolekularem Heparin ebenso wie unter 20000 I.E. Standard-Heparin täglich nicht beobachtet. Das Auftreten eines intrakardialen Thrombus in der mit niedermolekularem Heparin behandelten Gruppe zeigt deutlich, daß 5000 Anti-Xa-Einheiten täglich für den arteriellen Schenkel des Kreislaufs nicht ausreichend antithrombotisch wirksam sind. Die mit chromogenem Substrat gemessenen Anti-Xa-Aktivitäten im Plasma waren unter täglich 5000 Anti-Xa-Einhei-

ten niedermolekularem Heparin und 20000 I.E. Standard-Heparin nominell vergleichbar. Der Fibrinopeptid-A-Spiegel im Plasma konnte durch 5000 Anti-Xa-Einheiten niedermolekulares Heparin in gleicher Weise signifikant gesenkt werden wie durch 20000 I.E. Standard-Heparin.
Für das niedermolekulare Heparin spricht also die lediglich einmal am Tag erforderliche subkutane Injektion. Die Kosten liegen allerdings zur Zeit mit dem niedermolekularen Heparin noch deutlich über denjenigen, die mit unfraktioniertem Standard-Heparin anfallen. Blutungskomplikationen scheinen mit niedermolekularem Heparin in den bisherigen Dosierungen, vor allem in der Abdominalchirurgie, in gleicher Weise aufzutreten wie mit Standard-Heparin, möglicherweise sogar häufiger. Insofern ist das Argument einer verminderten Blutungsneigung für das niedermolekulare Heparin nicht gültig; jedenfalls nicht für die meist bisher eingesetzten Dosierungen. Wie schon oben diskutiert wurde, scheint eine Dosisreduktion das Blutungsrisiko zu reduzieren (Koller 1986). Die Frage, ob niedermolekulares Heparin bei den durch Standard-Heparin ausgelösten Thrombozytopenien als effizienter Ersatz gelten kann, bei dem eine Beeinflussung der Thrombozytenzahl nicht erfolgt, muß noch durch weitere klinische Untersuchungen abgeklärt werden, da hierzu bislang widersprüchliche Mitteilungen vorliegen. Schon physiologischerweise wird niedermolekulares Heparin weniger gehemmt bzw. neutralisiert durch Plättchenfaktor 4, Histidinreiches Glykoprotein und LDL.
Zu dieser schon geringeren Beeinträchtigung der Wirkung des niedermolekularen Heparins durch physiologische, d.h. körpereigene Substanzen kommt offensichtlich auch noch ein verändertes Verhalten des niedermolekularen Heparins gegenüber Protaminchlorid. In eigenen Untersuchungen (Gram, Mercker und Bruhn 1988) konnte gezeigt werden, daß Protaminchlorid den hemmenden Effekt von unfraktioniertem (konventionellem) Heparin auf die aktivierte partielle Thromboplastinzeit zu 99% neutralisierte, während nur 70% der Wirkung des niedermolekularen Heparins in diesem Testsystem der aktivierten partiellen Thromboplastinzeit neutralisiert wurden. Die neutralisierende Wirkung von Protaminchlorid auf die Hemmung des Faktors Xa im Gerinnungstest betrug 95% für unfraktioniertes konventionelles Heparin und 55% für niedermolekulares Heparin, während

sowohl unfraktioniertes als auch niedermolekulares Heparin im Testsystem der Thrombinzeit vollständig durch Protaminchlorid neutralisiert wurden. Es ist hervorzuheben, daß offensichtlich das unfraktionierte Heparin in vitro effizienter durch Protaminchlorid neutralisiert wird als niedermolekulares Heparin. Allerdings zeigen In-vivo-Untersuchungen, daß die Wirkung des Protaminchlorids auf niedermolekulares Heparin offensichtlich zur Blutstillung doch ausreicht (Doutremepuich et al. 1985, Racanelli et al. 1988). Die Komplexbildung zwischen Protaminchlorid und niedermolekularem Heparin läuft also offensichtlich nicht so vollständig ab wie mit unfraktioniertem konventionellem Heparin, soweit die Information aus bestimmten Gerinnungstests hervorgeht. Nach den In-vivo-Untersuchungen scheint jedoch für klinische Zwecke auch für niedermolekulares Heparin ein ausreichender Protaminchlorid-Effekt vorzuliegen. Hier stoßen wir an die Grenzen der Informationen durch Gerinnungstests, die nur bedingt eine Heparin-induzierte Blutungsneigung signalisieren können (Gram, Mercker und Bruhn 1988). Dabei wird eine Antagonisierung des niedrig dosierten niedermolekularen Heparins unter klinischen Bedingungen seltener erforderlich sein, als des höher dosierten niedermolekularen Heparins. Sollten also bei Myokardinfarkt und Lungenarterienembolie höhere Dosen des niedermolekularen Heparins klinisch getestet werden, so dürfte das angesprochene Problem der Antagonisierung von zunehmender praktischer Bedeutung sein.

VIII. Unfraktioniertes versus niedermolekulares niedrig dosiertes Heparin in der Thromboemboliepropylaxe

Unbestritten ist der Vorteil des niedermolekularen Heparins, daß es nur einmal täglich injiziert werden muß aufgrund seiner längeren Halbwertszeit. Ein vergleichbar gutes Wirkspiegelprofil erreicht man mit einer zweimal täglich durchgeführten subkutanen Applikation von 7500 I.E. unfraktioniertem Heparin, wie aus Abb. 4 ersichtlich wird. Die Daten dieser Abb. 4 wurden in eigenen Untersuchungen an 20 gesunden Probanden erarbeitet, bei denen mit Hilfe eines chromogenen Substrats die Anti-Xa-Spiegel nach subkutaner Applikation von 7500 I.E. Standard-Heparin (Liquemin®N) registriert wurden. Es wird ersichtlich, daß das Wirkspiegelprofil über 12 Stunden anhält, so daß eine zweimalige tägliche Injektion subkutan erforderlich wird. In der Praxis würde das bedeuten, daß die Krankenschwester morgens um 7.00 Uhr und abends um 19.00 Uhr zum Patienten geht und ihm das Präparat subkutan injiziert. Dadurch wird der Patient zumindest zweimal täglich von einer Krankenschwester gesehen, worin zweifellos auch ein Vorteil zu sehen ist.

Unabhängig von meßbaren Wirkspiegeln ist zweifellos der antithrombotische Effekt sowohl des unfraktionierten Heparins, wahrscheinlich auch des niedermolekularen Heparins, auch dann noch gegeben, wenn nicht unbedingt mehr meßbare Wirkspiegel im Blut nachweisbar sind, weil auch »das am Endothel hängende Heparin« einen antithrombotischen Effekt ausübt, ohne daß im Blut ein Heparin-Spiegel nachweisbar sein müßte.

Heparin-induzierte Thrombopenien signifikanten Ausmaßes treten im allgemeinen selten auf. Sofern eine durch unfraktioniertes Heparin induzierte Thrombopenie aufgetreten ist, kann eine Fortsetzung der Behandlung mit niedermolekularem Heparin versucht werden, weil dann manchmal (aber nicht immer) die Thrombopenie reversibel ist.

Samama hat 1991 einen Überblick über die vorhandenen repräsentativen Studien im Hinblick auf einen Vergleich von niedermolekularem Heparin und unfraktioniertem Heparin in der Prophylaxe thromboembolischer Komplikationen gegeben, wobei die allgemeine Thromboseprophylaxe und die Thrombose-

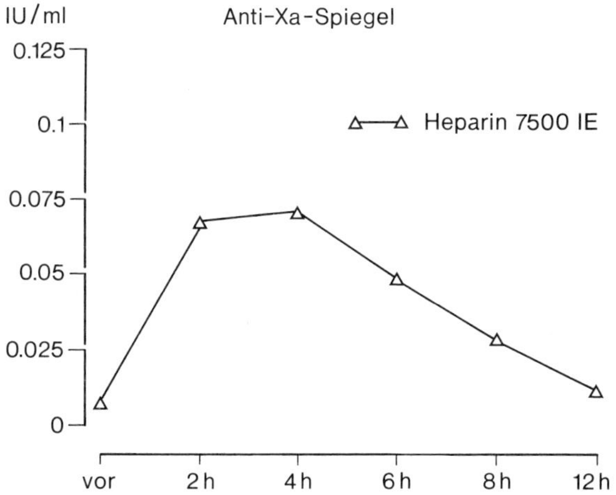

Abb. 4. Anti-Xa-Spiegel bei 20 gesunden Probanden nach subkutaner Applikation von 7500 I.E. Standard-Heparin (unfraktioniertes Heparin).

prophylaxe in der orthopädischen Chirurgie besonders hervorgehoben wurden. Samama kommt zu dem Schluß, daß in der Thromboseprophylaxe niedermolekulares und unfraktioniertes Heparin gleich wirksam sind, daß jedoch die verschiedenen niedermolekularen Heparine dabei eine unterschiedliche Effektivität und auch ein unterschiedliches Wirkungsspektrum aufweisen. Die verschiedenen Präparate könnten einander nicht gleichgesetzt werden, nur klinische Studien könnten über deren klinische Wirksamkeit entscheiden, da Unsicherheiten bei der Überwachung der Wirksamkeit im Gerinnungslabor und bei der Standardisierung vorlägen. Auch Samama betont, daß die Anti-Faktor-Xa-Aktivität nicht als direkter Indikator der antithrombotischen Aktivität eines niedermolekularen Heparins angesehen werden dürfe. In Studien mit einem Trend zur stärkeren Senkung des Thromboserisikos mit niedermolekularem Heparin im Vergleich zum unfraktionierten Heparin war gleichzeitig jedoch auch die Blutungsneigung verstärkt. Sofern tödliche und nichttödliche Lungenembolien als Endpunkte gesetzt wurden, waren die meisten Studien in ihrer statistischen Aussage nicht valide genug, um eine signifikante Differenz zwischen niedermolekularem Heparin und unfraktioniertem Heparin zu demonstrieren.

In einer weiteren Studie von Leyvraz und Bachmann (1991) wurde niedermolekulares Heparin mit unfraktioniertem Heparin in der Verhinderung von Thrombosen nach Hüftoperationen verglichen. Die Patienten erhielten die erste Dosis des jeweiligen Heparin-Präparates 12 Stunden vor Operationsbeginn, die zweite Dosis 12 Stunden nach der Operation. Die Behandlung wurde 9–11 Tage nach der Operation beendet. Niedermolekulares Heparin wurde nur einmal täglich in einer Dosis von 41 I.U./kg/Tag (Anti-Faktor-Xa-Aktivität) dosiert, während konventionelles Heparin alle 8 Stunden in einer Dosis gegeben wurde, welche die aktivierte partielle Thromboplastinzeit um 2–5 Sekunden über den Ausgangswert verlängerte. Die Patienten wurden täglich im Hinblick auf das Auftreten von Thrombose- oder Emboliezeichen untersucht. Im Verdachtsfall wurde eine Beinphlebographie oder Lungenszintigraphie durchgeführt. Zwischen dem 9. und 10. postoperativen Tag wurde bei allen Patienten eine bilaterale Beinvenographie durchgeführt. Die Thrombosehäufigkeit sei insgesamt bei mit niedermolekularem Heparin behandelten Patienten 12,65%, bei Behandlung mit unfraktioniertem Heparin 16%. Etwa 75% der Patienten, die unter niedermolekularem Heparin eine Beinvenenthrombose entwickelten, hatten nur Unterschenkelvenenthrombosen. Nur 5 Patienten (2,8%) hatten proximale Venenthrombosen. Dagegen betrug der Prozentsatz der proximalen Venenthrombosen in der mit unfraktioniertem Heparin behandelten Gruppe 13,2%. Lungenarterienembolien traten in der mit niedermolekularem Heparin behandelten Gruppe einmal, in der anderen Gruppe viermal auf. Blutungskomplikationen waren darüber hinaus in beiden Gruppen gleich häufig. Aus der Studie ist zu schließen, daß niedermolekulares Heparin mindestens ebenso wirksam in der Thromboseprophylaxe ist wie unfraktioniertes Heparin. Bei der Verhinderung der gravierenden proximalen Thrombosen war niedermolekulares Heparin signifikant wirksamer in dieser Studie als das Vergleichspräparat. Allerdings war die Zahl der Patienten mit Thrombosen insgesamt klein und mehr Patienten mit unfraktioniertem Heparin hatten Risikofaktoren (Br. Med. J. 303, 543, 1991).

Wenngleich die klinische Effektivität von niedermolekularem Heparin unbestritten ist, ergeben sich dennoch verschiedene Problempunkte im Hinblick auf einen generellen Einsatz bei allen Indikationen. So bestehen offensichtlich Unterschiede zwischen den verschiedenen Präparaten niedermolekularen Heparins in der TPA-Freisetzung, d.h. in der Aktivierung der Fibrinolyse, in der Fibrinogenbindung und in der Beeinflussung der Plättchenhaftung. Für jedes niedermolekulare Heparin ist daher individuell die Frage zu beantworten, in welcher Dosierung das jeweilige Präparat eine effektive Thromboseprophylaxe gewährleistet, ohne die Blutungsgefahr zu erhöhen. Das Problem der Standardisierung der Präparate niedermolekularen Heparins und der Wirksamkeitskontrolle ist in diesem Zusammenhang noch einmal anzusprechen. Die bislang bekannten In-vitro- und Ex-vivo-Daten lassen keinen Parameter erkennen, der dazu geeignet wäre, die In-vivo-Eigenschaften der Präparate niedermolekularen Heparins, insbesondere deren therapeutisches Profil, zuverlässig vorherzusagen (Fareed 1988). Das Nutzen-Risiko-Verhältnis, also Wirksamkeit und Verträglichkeit, dieser Substanzen läßt sich ausschließlich durch groß angelegte klinische Studien ermitteln.
In dieser jetzigen Situation ist daher eine Rückbesinnung auf die Qualitäten des unfraktionierten Heparins unverzichtbar. Das unfraktionierte Heparin ist weiterhin der »Goldstandard«, an dem die niedermolekularen Heparine zu messen sind. Abgesehen vom günstigeren Preis ist seine exakt vorhersagbare pharmakologische Wirksamkeit und damit auch klinische Wirksamkeit ein entscheidender Bezugspunkt, der in allen weiteren klinischen Studien beachtet werden muß. Eine ein niedermolekulares Heparin betreffende klinische Studie darf daher diesen Vergleich mit dem »berechenbaren« unfraktionierten Heparin nicht scheuen. Insofern ergänzen sich beide Heparinarten unter den heutigen Bedingungen der klinischen Thromboseprophylaxe.

IX. Wirkungsnachweis der Prophylaxe mit niedrig dosiertem Heparin anhand der Plasmaspiegel von Thrombin-Markern

Als empfindliche Indikatoren einer »Hyperkoagulabilität« (Präthrombose, thrombotische Diathese), einer Gerinnungsaktivierung sowie einer akuten und chronischen Verbrauchsreaktion im Sinne einer vermehrten Thrombinbildung haben die neueren Thrombin-Marker zu gelten. Hierzu gehören die Plasmaspiegel des Thrombin-Antithrombin-III-Komplexes (TAT), die Plasmaspiegel des Prothrombinfragments F1 + 2 sowie die Plasmaspiegel des Fibrinopeptids A. Bei verschiedenen klinischen Zuständen, die aufgrund einer vermehrten Thrombinbildung mit einem erhöhten Plasmaspiegel der Thrombin-Marker einhergehen, stellt sich daher die Frage, ob durch die Applikation von niedrig dosiertem Heparin die erhöhten Plasmaspiegel der Thrombin-Marker therapeutisch reduziert bzw. normalisiert werden können als Hinweis auf eine biologisch signifikante und effiziente Beeinflussung der bestehenden thrombotischen Diathese im Sinne einer Heparin-induzierten Unterdrückung der pathologischen Thrombinämie.

In eigenen Untersuchungen wurde daher jetzt bei 30 Patienten, die Heparin in niedriger Dosierung erhielten, der Fibrinopeptid-A-Plasmaspiegel vor Heparinapplikation (= Leerwert) und nach Heparinapplikation beim gleichen Probanden analysiert. Da das Heparin in unterschiedlicher Dosierung appliziert wurde (3× 5000 I.E. Heparin subkutan in 24 Stunden, 4× 5000 I.E. Heparin in 24 Stunden subkutan, 20000 Einheiten Heparin als Dauerinfusion über 24 Stunden intravenös appliziert), und da bei unterschiedlichem Körpergewicht der Probanden und variabler Heparinresorption sowie aufgrund unterschiedlicher Heparinbindungen an das Gefäßendothel und variabler Antithrombin-III-Plasmaspiegel der jeweils bei einem Probanden erzielte Heparineffekt und -Plasmaspiegel signifikant differieren konnte, wurden die Fibrinopeptid-A-Plasmaspiegel auf die jeweils erzielte Heparin-Plasmakonzentration bezogen. Dabei zeigte sich (Abb. 5), daß es zu einer statistisch signifikanten (Wilcoxon-Test) FPA-Abnahme im Blutplasma derjenigen Probanden im Vergleich zum Leerwert kam, bei denen Heparin-Plasmaspiegel von 0,11

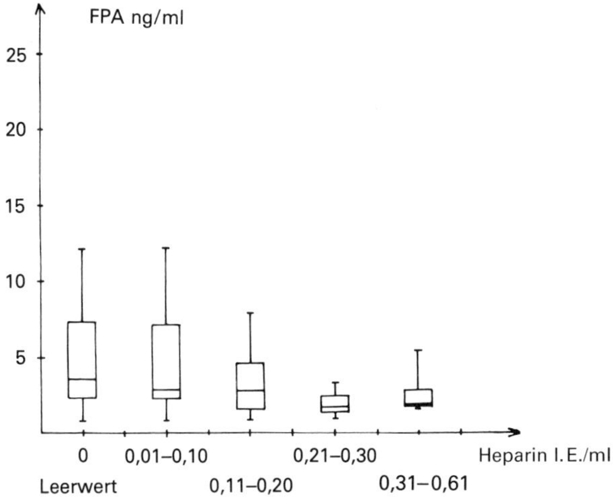

Abb. 5. Fibrinopeptid-A-Plasmaspiegel bei 30 Probanden vor Applikation von niedrig dosiertem Heparin (= Leerwert) und nach Applikation von niedrig dosiertem Heparin unter Erzielung verschiedener Heparin-Plasmakonzentrationen. Das Blut wurde auf seine FPA-Spiegel mit Hilfe einer Methode der Firma Byk Mallinckrodt untersucht (Ordinate). Die Abszisse der Abbildung zeigt die mit einem chromogenen Substrat ermittelten Heparinkonzentrationen mit Citratplasma (Bestimmungsmethode der Firma KABI, München). Die statistische Signifikanz wurde mit dem Wilcoxon-Test untersucht ($p < 0{,}05$).

bis 0,20 sowie von 0,21 bis 0,30 und darüber erreicht wurden. Bei Heparin-Plasmaspiegeln von 0,01 bis 0,10 I. E./ml dagegen kam es gegenüber dem Leerwert zu keiner nennenswerten Reduktion des Fibrinopeptid-A-Plasmaspiegels (Abb. 5).

Schramm et al. (1982) wiesen bei Patienten mit Sepsis und hohen Fibrinopeptid-A-Plasmaspiegeln nach, daß durch Heparin-Antikoagulation keine sichere Beeinflussung der Fibrinopeptid-A-Plasmaspiegel erzielt wurde. Hypothetisch folgern diese Autoren, daß bei Septikämie die Granulozytenelastase, welche durch Heparin nicht beeinflußt zu werden scheint, pathogenetisch eine Rolle spielen könnte. Marx und Schramm (1982) zeigten weiterhin an Patienten mit urologischen Operationen, daß die postoperative Analyse der Fibrinopeptid-A-Konzentration einen Hinweis auf eine trotz Heparinprophylaxe persistierende Hyperkoagulabilität gab, die sich klinisch in einer hohen Thrombosefrequenz niederschlug. Marbet (1983) empfiehlt zur Charakterisierung des Aktivitätszustandes des Gerinnungssystems unter optimalen Bedingungen der Blutentnahme die Fibrinopeptid-A-Bestimmung und als Ergänzung die Kontrolle des Fibrinopeptid-A-Spiegels nach Injektion von Heparin (5000 I.E.). Fällt der Fibrinopeptid-A-Spiegel 15 Minuten nach der Injektion rasch ab, so ist dies ein überzeugender Hinweis für einen thrombinabhängigen Prozeß und gibt sogar einen Anhaltspunkt für die Indikation zur Heparinapplikation (Marbet 1983). Es wird darauf hingewiesen, daß diese Methode wegen der großen Anforderungen an die optimale Qualität der Blutentnahme nur bei einem kleinen Patientengut möglich sei (Gallus et al. 1973, Nossel 1976). Die eigenen Untersuchungen zeigen, daß bei Erreichen eines bestimmten Heparin-Plasmaspiegels (0,1 I.E./ml) eine signifikante Reduktion erhöhter Fibrinopeptid-A-Plasmaspiegel möglich ist, bzw. eine entsprechende Normalisierung des Gerinnungsstatus im Sinne einer signifikanten Beeinflussung der Hyperkoagulabilität. Damit ergibt sich ein Wirkungsnachweis für das niedrig dosierte Heparin anhand der Normalisierung der vor Heparinapplikation erhöht gewesenen Fibrinopeptid-A-Plasmaspiegel. Es müßte jetzt Gegenstand weiterer Untersuchungen sein zu analysieren, in welchen Fällen trotz Applikation von niedrig dosiertem Heparin keine Normalisierung von Fibrinopeptid-A-Plasmaspiegeln eintrat und dennoch eine antithrombotische Wirkung klinisch manifest wurde.

Zweifellos wird in der allgemeinen Routine zu Recht bei der breit angewandten Thromboseprophylaxe mit niedrig dosiertem Heparin bewußt auf eine Therapiekontrolle verzichtet. Dennoch erscheint es bei Risikopatienten wünschenswert, die Non-responder einer solchen Thromboseprophylaxe zu identifizieren. Beispielsweise in der Hüftchirurgie mit ihrem erheblich erhöhten thromboembolischen Risiko ist daher in speziellen Fällen eine Therapiekontrolle wünschenswert. In eigenen Untersuchungen konnte nun kürzlich der Einfluß einer niedrig dosierten (und ebenso einer regulär dosierten) Heparin-Therapie auf den Thrombin-Marker F1 + 2 (Prothrombinfragment) dokumentiert werden (Amelsberg, Zurborn, Preuße, Bruhn 1992). Wir untersuchten den Effekt einer niedrig dosierten Heparin-Therapie (zwei- bis dreimal 5000 I.E. Liquemin®N pro Tag) bei 40 Patienten (mittleres Alter 69 Jahre) auf den Plasmaspiegel des neueren Thrombin-Markers F1 + 2. Vergleichend wurden auch 35 Patienten mit gleicher Methodik im Hinblick auf die Reaktion auf eine hoch dosierte Heparin-Therapie (30000–40000 I.E. Liquemin®N täglich) untersucht. Die Gerinnungsanalysen erfolgten vor sowie 24, 48, 72 und 96 Stunden nach Beginn der Heparin-Therapie. Die Ergebnisse zeigten, daß bei der hoch dosierten Heparin-Therapie die partielle Thromboplastinzeit (PTT) signifikant auf das 2- bis 2,5fache verlängert wurde, der Thrombin-Antithrombin-III-Komplex (TAT) wurde von im Mittel 9,7 ng/ml auf im Mittel 3,3 ng/ml signifikant gesenkt. F1 + 2 wurde von im Mittel 1,2 ng/ml auf im Mittel 0,8 ng/ml signifikant gesenkt. Unter der niedrig dosierten Heparin-Therapie kam es nur bei wenigen Patienten zu einer Verlängerung der PTT (maximal auf das 1,5fache). F1 + 2 fiel bei der niedrig dosierten Heparin-Therapie signifikant von im Mittel 1,1 ng/ml auf im Mittel 0,9 ng/ml ab (Abb. 6). Demnach könnte der neuere Thrombin-Marker F1 + 2 aufgrund dieser Untersuchungen zur Therapie-

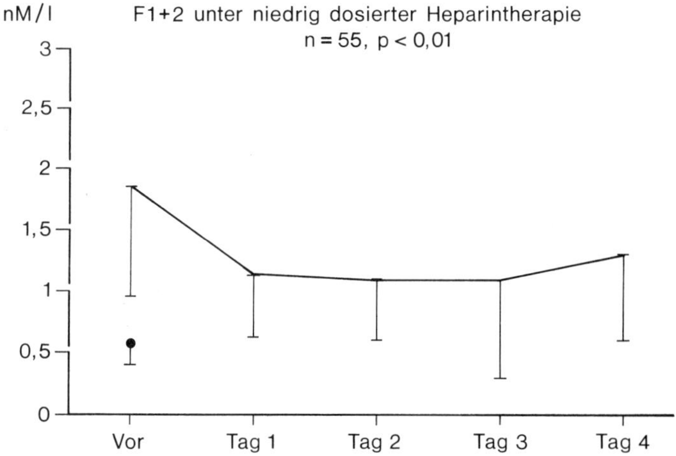

Abb. 6. Einfluß einer niedrig dosierten Heparin-Therapie auf das Prothrombinfragment F1 + 2. Der Abfall des Prothrombinfragments F1 + 2 unter niedrig dosiertem Heparin war statistisch signifikant.

kontrolle im Hinblick auf eine ausreichende Unterdrückung der Thrombinämie bei niedrig dosierter Heparinprophylaxe geeignet sein.

Ein weiteres Testsystem bedarf hier der Erwähnung: Die Messung der Konzentration von löslichen Fibrinmonomeren im Plasma scheint ebenfalls einen wertvollen Hinweis darauf geben zu können, ob die übliche niedrig dosierte Heparinprophylaxe versagt. Die Konzentration dieser löslichen Fibrinmonomere ist im Plasma erhöht, bevor sich die Thrombose bildet, weil dann das intravaskuläre Koagulationssystem bereits aktiviert ist (E. Spanuth et al., Klinische Wochenschrift 68, 1020, 1990). In der Medizinischen Akademie Erfurt wurde dieser Test zur Messung von löslichen Fibrinmonomeren im Plasma bei 156 Patienten nach orthopädischen Eingriffen auf seinen prognostischen und diagnostischen Wert überprüft. Diese Patienten wurden postoperativ prophylaktisch mit niedrig dosiertem Heparin behandelt. Parallel zu diesem Test zur Erfassung der löslichen Fibrinmonomere im Plasma wurde gleichzeitig der Radio-Fibrinogen-Test durchgeführt. Der Radio-Fibrinogen-Test war bei 45 der 156 Patienten positiv, bei 36 konnte die Diagnose einer tiefen Thrombose phlebographisch bestätigt werden. Nur bei 2 der 36 Thrombose-Patienten war der Fibrinmonomer-Test negativ. Allerdings fiel der Test auch bei 26% der Operierten positiv aus, die keinen Gefäßverschluß hatten. Daraus errechnet sich ein prädiktiver Wert für den Test von 63–73%. Spanuth diskutiert, daß der Fibrinmonomer-Test frühzeitig die Patienten herauszufiltern in der Lage ist, bei denen die übliche Heparinprophylaxe versagt und bei denen daher die Dosis erhöht werden muß.

In eigenen Untersuchungen konnte bei 20 Probanden (junge gesunde Sportler) gezeigt werden, daß beispielsweise bei stark erhöhtem Körpergewicht keine Verlängerung der PTT, der Thrombinzeit und auch keine sichere Erhöhung des Heparinspiegels im Blutplasma (nachgewiesen mit einem chromogenen Substrat) resultierte. Dieser Befund spricht wieder für eine gewichtsbezogene Dosierung des Heparins, auch des niedrig dosierten Heparins. Fehlende Nachweisbarkeit einer PTT-Verlängerung und fehlende Anti-Xa-Wirkung der niedrig dosierten Heparinprophylaxe sind jedenfalls kein Nachweis von deren Wirkungslosigkeit, da auch bei fehlenden Plasmaveränderungen

davon auszugehen ist, daß das Heparin »am Endothel der Venen hängt« und damit dennoch einen gewissen Effekt ausübt.
In einer eigenen, bisher unveröffentlichten und noch nicht abgeschlossenen Studie an traumatologischen Patienten (zusammen mit Havemann, Mollowitz und Zurborn) konnte unter einer niedrig dosierten Heparinprophylaxe bei 60 Patienten gezeigt werden, daß die neueren Thrombin-Marker TAT und F1 + 2 bei jenen 5 Patienten im Verlauf anstiegen, die eine phlebographisch dokumentierbare Becken-Beinvenenthrombose entwickelten (bei einer Patientin kam es auch zu einer Lungenarterienembolie). Damit ist die klinische Signifikanz der neueren Thrombin-Marker TAT und F1 + 2 zweifelsfrei dokumentiert, wenn auch noch eine Bestätigung dieser Befunde an größeren Fallzahlen aussteht.

X. Subkutane und intravenöse niedrig dosierte oder regulär dosierte Heparinapplikation in der Akutphase des Myokardinfarkts

Der nicht mit Antikoagulanzien, besonders auch nicht mit Heparin behandelte akute Myokardinfarkt führt zu einer Häufung thromboembolischer Komplikationen sowohl im arteriellen als auch im venösen Bereich. Besonders hervorzuheben ist die linksventrikuläre murale Thrombusbildung als Folge anterolateraler Infarkte und auch als Folge von Herzwandaneurysmen dieser Region. Systemische Embolien, besonders auch zerebrale Embolien, sind die Folge. Darüber hinaus finden sich venöse Thromboembolien als Folge der Blutströmungsverlangsamung und Bettlägerigkeit, auch als Folge von Herzinsuffizienz und Herzrhythmusstörungen nach akutem Myokardinfarkt. Eine Prophylaxe der venösen Thromboembolien gelingt schon mit 2× 5000 I.E. Heparin täglich, subkutan appliziert. Zur Prophylaxe der linksventrikulären muralen Thrombenbildungen und der arteriellen systemischen Embolien sind höhere Heparindosierungen erforderlich, die mindestens bei 2 × 12500 E. Heparin, subkutan appliziert, täglich liegen, auch eine intravenöse Applikation in dieser Dosierung ist effizient.

Von besonderem aktuellem Interesse ist die Heparinwirkung im Hinblick auf das Offenbleiben der Koronararterien nach erfolgreich durchgeführter Thrombolysebehandlung. Neuere Studien zeigen, daß der rechtzeitige Einsatz von Heparin gleich zu Beginn einer TPA-Lyse oder unmittelbar nach Beendigung der Lysetherapie entscheidend ist für das Offenbleiben der Koronararterien, unabhängig von gleichzeitiger Applikation von Aspirin.

In der Akutphase des Myokardinfarkts ist eine niedrig dosierte oder auch eine regulär dosierte Heparinapplikation unverzichtbar, um venöse und arterielle thromboembolische Komplikationen zu verhindern. Dabei wird parallel zu einer Fibrinolysetherapie in der Akutphase eher eine niedrig dosierte Heparinapplikation gewählt werden. Sofern keine Fibrinolysetherapie durchgeführt wird, ist auch eine regulär dosierte, in gleicher Weise aber auch eine niedrig dosierte Heparinapplikation wünschenswert. Diese Heparinapplikation kann subkutan erfolgen. Da beim akuten Myokardinfarkt jedoch in der Regel ein Venenweg zur

Absicherung der anderen therapeutischen medikamentösen Applikationen gelegt werden muß, kann unter diesen Bedingungen die erforderliche Heparinprophylaxe auch durch intravenöse Applikation erfolgen, sowohl in niedriger Dosis (15000 – 20000 Einheiten Heparin täglich) als auch in regulärer Dosierung (30000 – 50000 Einheiten täglich). Im folgenden soll die Notwendigkeit einer subkutanen oder intravenösen Heparinapplikation in der Akutphase des Myokardinfarkts anhand der vorliegenden epidemiologischen und autoptischen Daten sowie der Ergebnisse therapeutischer Studien beim akuten Myokardinfarkt diskutiert werden.

Der akute Myokardinfarkt wird durch zahlreiche arterielle und venöse thromboembolische Ereignisse kompliziert, so daß eine entsprechende antithrombotische Prophylaxe und Therapie beim akuten Myokardinfarkt unverzichtbar ist. Aufgrund seiner Sofortwirkung und optimalen Steuerbarkeit bietet sich in diesem Zusammenhang das Heparin als Therapeutikum erster Wahl an, zumal die Wirkung des Heparins in der Verhinderung arterieller und venöser Thromboembolien in zahlreichen Studien dokumentiert worden ist. Darüber hinaus besitzt Heparin einen zusätzlichen Wert bei der fibrinolytischen Therapie koronarer Thrombosen. Der genaue Stellenwert des Heparins in Zusammenhang mit der Fibrinolysetherapie ist noch nicht bekannt, besonders im Hinblick auf die unterschiedlichen Fibrinolyseaktivatoren mit ihrer unterschiedlichen Wirkung auf das Gerinnungssystem. Verschiedene Ergebnisse der Fibrinolysetherapie des akuten Myokardinfarkts müssen daher im Hinblick auf die zusätzliche Heparinwirkung, die bei der Auswertung der Daten vielfach übersehen bzw. übergangen wurde, neu evaluiert werden. Die Interpretation der Resultate vieler Fibrinolysestudien des akuten Myokardinfarkts muß also im Hinblick auf die zusätzliche Heparinwirkung in zahlreichen Fällen neu erfolgen.

Um die Bedeutung einer Heparinbehandlung des akuten Myokardinfarkts richtig einschätzen zu können, bedarf es zunächst einer Darstellung des natürlichen Verlaufs beim akuten Myokardinfarkt ohne Durchführung einer Heparinbehandlung. Hier ist vor allem eine Besprechung von muralen Thromben des linken Ventrikels, Embolien im großen Kreislauf sowie Lungenembolien im Verlaufe des akuten Myokardinfarkts erforderlich. Bei der Autopsie von Patienten, die an akutem Myokardinfarkt verstorben sind, können häufig murale Thromben über dem Infarktgebiet nachgewiesen werden (Fischer 1963), in der Serie von Hellerstein in 44% (Hellerstein 1947). Die Inzidenz von muralen Thromben ist größer bei ausgedehnten Myokardinfarkten. Thromboembolien im großen Kreislauf werden autoptisch ebenfalls nicht selten nachgewiesen. Davis beschrieb eine Inzidenz von Thromboembolien von 10%, die Hälfte davon im zerebralen Gefäßgebiet (Davis und Epert 1972).

Mit Hilfe der zweidimensionalen Echokardiographie wurde die Inzidenz von muralen Thromben bei frischem Myokardinfarkt nichtinvasiv in einer Reihe verschiedener Untersuchungen analysiert. In einer Serie von 70 Patienten mit frischem Myokardinfarkt betrug die Inzidenz von linksventrikulären Thromben 17% (Asinger et al. 1981). Bei Hinterwandinfarkt wurden in dieser Studie keine linksventrikulären Thromben festgestellt, ebenso nicht bei Vorderwandinfarkt ohne damit einhergehende Wandbewegungsstörungen. Patienten mit Vorderwandinfarkt und damit einhergehender Akinesie und Dyskinesie hingegen wiesen in 46% wandständige Thromben auf. Mit Hilfe der zweidimensionalen Echokardiographie können demnach sowohl Patienten mit besonders hohem Risiko für die Ausbildung wandständiger Thromben als auch solche mit bereits etablierten muralen Thromben erfaßt und der entsprechenden Therapie zugeführt werden (Jost, Koller und Burkart 1983).

In späteren Untersuchungsreihen ließen klinische und Postmortem-Studien eine systemische Emboliefrequenz von 5% aller Myokardinfarkte vermuten (Browne und Poskanzer 1969). Nicht nur die zweidimensionale Echokardiographie, sondern auch ^{111}In-markierte Plättchen wurden in der Erfassung linksventrikulärer muraler Thromben eingesetzt (Asinger et al. 1981, Ezekowicz et al. 1982). Die Frequenz linksventrikulärer muraler Thrombusbildungen nach akutem Myokardinfarkt betrug dabei 28%–37% (Visser et al. 1984, Kupper et al. 1989, Scati Trial 1989, Turpie et al. 1989). Der Durchschnitt lag bei 31,7% muraler Thrombusbildung (Editorial Lancet 1990). Bei der Entstehung dieser muralen Thromben ist als initiales Ereignis wahrscheinlich ein Endothelschaden nach Infarzierung des darunter liegenden Muskelgewebes anzunehmen. Dann kommt es zur Fibrinpräzipitation in diesem Bereich und anschließend wohl auch zur Plättchenadhäsion. Es ist von klinischem Interesse, daß die Häufigkeit linksventrikulärer muraler Thromben bei Patienten mit Betablockerbehandlung erhöht ist (Turpie et al. 1989). Autoptisch können murale Thromben in linksventrikulären Aneurysmen häufig nachgewiesen werden, in fünf großen Studien durchschnittlich in 49% (Abrams et al. 1965, Davis und Epert 1972, Dubnow et al. 1965, Phaers et al. 1953, Schlichter et al. 1954). In einer Serie von Studien mit insgesamt 444 Patienten, die einen echokardiographisch nachgewiesenen linksventrikulären muralen Thrombus aufwiesen, hatten 69 Patienten (15,5%) zerebrale Embolien in den folgenden beiden Jahren (Editorial Lancet 1990). Extrazerebrale Embolien waren weniger häufig als zerebrale Embolien (Visser et al. 1985, Stratton, Resnick 1987). In früheren Studien konnte dabei gezeigt werden, daß Heparin und Warfarin nach akutem Myokardinfarkt sowohl venöse Thromboembolien als auch systemische Embolien signifikant vermindern können (Chalmers et al. 1977). Im Hinblick auf die Ausbildung muraler Thromben nach anterolateralem Myokardinfarkt wurden Studien mit kleineren Fallzahlen veröffentlicht (Davis und Ireland 1986, Gueret et al. 1986, Arvan und Boscha 1987), die eine Reduzierung der Thrombenzahl von 43% in der Kontrollgruppe auf 30% in der mit Heparin behandelten Patientengruppe demonstrierten. In zwei wichtigen folgenden Studien wurde der prophylaktische Wert einer täglichen Heparinapplikation von 2 × 12500 I.E. subkutan verabreicht erwiesen: In der SCATI-Studie fand sich ein linksventrikulärer muraler Thrombus in 36,5% der nichtheparinisierten Kontrollgruppe und in 17,7% der Heparin-behandelten Gruppe, in der Turpie-Studie fand sich in der angeführten Dosierung von 2 × 12500 Einheiten Heparin subkutan täglich eine Thrombusinzidenz von 11%, die signifikant niedriger lag als die Inzidenz mit 32%, die mit einer niedrigeren Heparindosis (2 × 5000 I.E. Heparin subkutan täglich) erreicht worden war. Darüber hinaus fand sich in der SCATI-Studie die Ausbildung zweier Schlaganfälle in der nicht behandelten Kontrollgruppe, dagegen kam es zu keinem Schlaganfall in der heparinisierten Gruppe. Zudem kam es zu einer signifikanten Reduktion der Mortalität in der Heparin-behandelten Gruppe (5,8% versus 9,9%, $p = 0{,}03$). Vergleichsweise soll an dieser Stelle noch der Einsatz von Plättchenfunktionshemmern diskutiert werden: In zwei kontrollierten Studien mit Aspirin allein oder Aspirin in Kombination mit Dipyridamol zeigte sich keine signifikante Reduktion in der Ausbildung linksventrikulärer muraler Thromben (Kupper et al. 1989, Johannessen et al. 1989). Kurz soll noch der Einfluß einer Fibrinolysetherapie auf die Ausbildung linksventrikulärer muraler Thromben diskutiert werden: Da sich die linksventrikulären muralen Thromben meist 24 Stunden nach Myokardinfarkt bilden (Davis und Ireland 1986), die thrombolytische Therapie jedoch innerhalb weniger Stunden durchgeführt wird, ist ein Einfluß der Lysetherapie auf die Ausbildung linksventrikulärer Thromben anzunehmen. In einer kleineren Serie von Fällen konnte gezeigt werden, daß linksventrikuläre Thromben wahrscheinlich durch eine Streptokinasetherapie in ihrer Frequenz reduziert werden, nicht jedoch durch Applikation des Tissue Plasminogen Activator (TPA) (Eigler et al. 1984, Held et al. 1988, Lupi et al. 1989, Keren 1990). Die Bewertung dieser Daten ist jedoch dadurch erschwert, daß die Patienten im Rahmen ihrer Infarkttherapie und auch Lysetherapie Heparin erhalten, so daß der Heparineinfluß auf diese Daten unklar ist. Dieser Gesichtspunkt wird weiter unten noch ausführlicher diskutiert werden.

Eine Verminderung von zerebralen Embolien (letalen und nicht letalen) durch die Antikoagulation im akuten Infarktstadium, vorwiegend also durch die Heparintherapie, wird durch verschiedene Studien belegt (Cooperative Clinical Trial, JAMA 1973, Assessment of Short-Term Anticoagulant Administration After Cardiac Infarction, British Medical Journal 1962, Wright et al. 1954). Die Inzidenz von cerebro-vaskulären Ereignissen wird im Mittel durch Heparingabe von 2,5–5% auf weniger als 1% gesenkt (Koller und Duckert 1983). Die gesamte Thromboembolieinzidenz bei frischem Infarkt war in sämtlichen Studien in der antikoagulierten Gruppe geringer. Chalmers (1977) stellte die Resultate von 22 Studien zusammen (Koller und Duckert 1983): In den älteren Untersuchungen wurde die Thromboembolieinzidenz von über 20% auf unter 10% gesenkt, in den sechs ausgewerteten prospektiven randomisierten Studien (JAMA 1973, Br. Med. J. 1962, Carleton et al. 1960, Chalmers et al. 1977, Drapkin und Merskey 1972, Harvald et al. 1962, Wassermann 1966) senkte die Heparin-Antikoagulation mit anschließender Warfarinbehandlung die Thromboembolierate von 21,3% in der Kontrollgruppe auf 11,11% in der behandelten Gruppe.

Im folgenden müssen die Einflüsse einer Heparinprophylaxe und -therapie auf die venösen Thromboembolien beim akuten Myokardinfarkt diskutiert werden: Warlow et al. (1973) führten eine randomisierte Doppelblind-Studie durch bei 146 Patienten mit akutem Myokardinfarkt, um festzustellen, ob niedrigdosiertes subkutanes Heparin die Frequenz tiefer Venenthrombosen der Beine senkte. Das niedrigdosierte Heparin wurde in einer Dosis von 5000 Einheiten 12stündlich appliziert, und zwar beginnend innerhalb der ersten 12 Stunden nach Infarktbeginn und dann fortgesetzt 10 Tage lang. Die Häufigkeit tiefer Venenthrombosen wurde mit Hilfe des ^{125}Jod-Fibrinogen-Tests analysiert. In diesem Zusammenhang ist natürlich gleich kritisch anzumerken, daß die damit festgestellte »Inzidenz« venöser Thrombosen nicht der tatsächlichen Frequenz entspricht, wie sie beispielsweise phlebographisch erfaßt würde. Dennoch gestattet dieser Jod-Fibrinogen-Test im Rahmen derartiger Studien durchaus als orientierende Suchmethode eine adäquate Erfassung venöser Zirkulationsstörungen der unteren Extremitäten. In der besagten Studie wurde die Inzidenz von Beinvenenthrombosen von 17,2% in der Kontrollgruppe auf 3,2% in der Heparingruppe gesenkt. Damit ist eine relativ hohe Rate venöser Thrombosen der unteren Extremitäten beim akuten Myokardinfarkt dokumentiert, wie die Zahlen der Kontrollgruppe zeigen. Die Effizienz des niedrigdosierten Heparins in diesem Bereich ist unverkennbar. Allerdings reicht die angeführte Heparindosierung nicht aus, um linksventrikuläre murale Thromben zu verhindern (vgl. oben).
In diesem Zusammenhang ist die Bedeutung einer Verhütung von Lungenarterienembolien zweifellos noch größer und sollte daher im Rahmen dieser Diskussion der Wirkung der Heparintherapie auf venöse Thromboembolien besonders berücksichtigt werden. In der Untersuchung der Veterans Administration (JAMA 1973) wurde die Inzidenz von Lungenembolien nicht nur klinisch erfaßt, sondern auch mit Hilfe von Lungenszintigraphie und Autopsiebefunden. Die Zahl der klinisch diagnostizierten sicheren, wahrscheinlichen und möglichen Lungenarterienembolien war in der antikoagulierten Gruppe deutlich geringer als in der Kontrollgruppe (7% in der Kontrollgruppe, 2,8% in der antikoagulierten Gruppe). Ein pathologisches Lungenszintigramm wiesen 16% der nicht behandelten und 10% der behandelten Patienten auf. Der Unterschied war allerdings statistisch

nicht signifikant. Eindeutig für einen Effekt der Antikoagulation sprach der Autopsiebefund: Während 32% der nicht antikoagulierten Patienten Lungenarterienembolien aufwiesen, fand sich bei keinem der antikoagulierten Patienten eine Lungenembolie. Schwierig ist die Bewertung des Heparineinflusses auf die Mortalität des akuten Myokardinfarkts. Die Frage, ob durch Antikoagulation im akuten Stadium des Myokardinfarkts, speziell also durch eine Heparintherapie, die klinische Letalität wirklich vermindert werden kann, bleibt auch heute noch offen (Koller und Duckert 1983). Zwar sprechen die im folgenden diskutierten prospektiven randomisierten Studien gesamthaft für einen günstigen Effekt der Antikoagulation: Der wissenschaftliche Beweis für eine Verminderung der Frühletalität durch Antikoagulanzien steht aber auch heute noch aus. Der Grund liegt zweifellos in der Tatsache, daß die durch Antikoagulation vermeidbaren Todesfälle (vor allem zerebrale und pulmonale Embolien) durch die häufigeren sonstigen Todesursachen der Frühphase (kardiogener Schock, Herzinsuffizienz, Herzrhythmusstörungen) überdeckt werden (Koller und Duckert 1983). Bisher sind drei prospektive randomisierte und kontrollierte Studien mit einer Patientenzahl von über 1000 publiziert worden, die in diesem Zusammenhang der Diskussion bedürfen. Die Studie des Medical Research Council (Br Med J 1962) umfaßt 1427 Patienten. Die Letalität in der antikoagulierten Gruppe war dabei 16%, diejenige in der Kontrollgruppe 18%, der Unterschied war statistisch nicht signifikant. In die Studie von Drapkin (1972) wurden 1136 Patienten aufgenommen. Die klinische Letalität bei Männern war mit 14,9% in der antikoagulierten Gruppe etwas geringer als diejenige in der Kontrollgruppe mit 16,4%. Wiederum war der Unterschied statistisch nicht signifikant. Bei Frauen hingegen senkte die Antikoagulation die klinische Letalität signifikant von 31% in der Kontrollgruppe auf 15% in der behandelten Gruppe. In der Studie der Veterans Administration (JAMA 1973) war auch ein Trend zugunsten der antikoagulierten Gruppe festzustellen, wiederum ohne statistische Signifikanz zu erreichen: 9,6% der antikoagulierten Patienten starben während der Hospitalisation gegenüber 11,2% in der Kontrollgruppe. Chalmers (1977) stellte die Resultate dieser drei Studien mit denen von drei kleineren randomisierten Studien (Carleton et al. 1960, Harvald et al. 1962, Wassermann et al. 1966) zusammen. In dieser

»gepoolten« Analyse von insgesamt 3854 Patienten war die Frühletalität der antikoagulierten Patienten um 4,2% geringer als diejenige der nicht antikoagulierten Kontrollen (19,6% gegenüber 15,4%, eine statistisch signifikante Differenz). Bei dieser Frühletalität wird tatsächlich hauptsächlich der Heparineinfluß auf den Verlauf des akuten Myokardinfarkts dokumentiert. Obschon die Zusammenfassung verschiedener Studien an sich methodisch anfechtbar sein mag, bot dieses Vorgehen die einzige Möglichkeit, die relative Reduktion der klinischen Letalität um etwa 20% durch die Antikoagulation zu erfassen (Koller und Duckert 1983). In einer Studie von Szklo (1979), einer retrospektiven Untersuchung, war die klinische Letalität der antikoagulierten Patienten mit 13% ebenfalls signifikant geringer als diejenige der nichtantikoagulierten Kontrollpatienten mit 26%.

Eine neuere Zusammenstellung von MacMahon et al. (1988) faßt noch einmal die Heparinwirkung beim akuten Myokardinfarkt im Hinblick auf Reduktion der Morbidität und Mortalität anhand von 20 randomisierten klinischen Studien zusammen: 5700 Patienten mit akutem Myokardinfarkt wurden in 20 Studien mit subkutanem oder intravenösem Heparin behandelt. In der Heparingruppe kam es insgesamt zu einer Reduktion der Mortalität um 17%. Tiefe Beinvenenthrombosen wurden um 66% reduziert, Lungenarterienembolien um 54% reduziert, Reinfarkte um 22% und Schlaganfälle um 50%. Die Wirkung des Heparins auf die Schlaganfallsrate läßt vermuten, daß in diesen Noch komplizierter ist die Beurteilung des Einflusses einer zusätzlichen Heparingabe parallel zu einem Thrombolytikum. Hier wird die Abgrenzung zwischen Wirksamkeit des Thrombolytikums einerseits und Heparineffekt andererseits äußerst schwierig. Bleich et al. (1989) untersuchten die Bedeutung des Untersuchungen ein möglicher Anstieg zerebraler Einblutungen durch die Antikoagulation durch die positiven Effekte in der Reduktion zerebraler Infarkte übertroffen wurde. Die Heparindosierungen der hier zusammengefaßten Studien umfaßten Dosen von 20000 I.E. oder mehr täglich, wobei in der Hälfte der Fälle die subkutane Applikation durchgeführt wurde.

Heparins nach koronarer Thrombolyse mit TPA. Die Autoren stellen fest, daß eine Heparinbehandlung parallel zur TPA-Gabe in der angeführten Dosierung (1000 I.E. pro Stunde) zu einem

Anstieg der Blutungskomplikationen führt, und daß die Heparinbehandlung nur einen geringen Effekt auf die erneute Myokardischämie oder -infarzierung ausübt, daß jedoch zusätzlich zum TPA appliziertes Heparin nach 48 und 72 Stunden zu höheren Offenheitsraten im Koronarbereich führte. Es wird geschlossen, daß die Heparinbehandlung die Inzidenz klinisch stummer koronarer Reokklusionen verhindert.

In der GISSI-2-Studie (Collins et al. 1990) wird eine 10%ige Reduktion der Mortalität durch Heparin beim akuten Myokardinfarkt im Rahmen dieser fibrinolytischen Studie zur Diskussion gestellt.

Da in den ersten 12 Stunden lediglich das Fibrinolytikum und Aspirin appliziert wurden, erfolgte erst nach 12 Stunden eine Aufteilung in eine Gruppe mit und eine ohne Heparinbehandlung. In diesem Zeitraum, nach 12 Stunden nämlich, kam es zu einer statistisch signifikanten Senkung der Mortalität um 11% (606 Todesfälle ohne Heparin, 537 Todesfälle in der Heparingruppe, insgesamt 10407 Patienten ohne Heparin, dagegen 10361 Patienten mit Heparin). In der Studie ISIS-3 wird dann Aspirin plus Thrombolytikum allein mit Aspirin plus Heparin plus Thrombolytikum verglichen, die Daten werden jedoch erst erwartet.

In der European Cooperative Study Group for TPA (Phase 6) (Scrip 1990) konnte eine erhöhte Offenheitsrate der Koronargefäße in der Patientengruppe demonstriert werden, welche Heparin zu Beginn der thrombolytischen Behandlung erhalten hatte. Nach einem Heparinbolus von 5000 I. E. intravenös wurden stündlich 1000 I. E. intravenös weiterappliziert. Offene Koronararterien fanden sich bei der Kontrollangiographie nach 48–120 Stunden bei 221 von 265 Patienten der Heparingruppe (83,4%), dagegen nur bei 189 von 253 Patienten der Plazebogruppe (74,7%), eine signifikante Differenz. Blutungskomplikationen kamen bei 22% der Heparinpatienten und bei 17% der Plazebopatienten vor. Offensichtlich ist also die rechtzeitige und frühzeitige Applikation von Heparin parallel zum Thrombolytikum entscheidend für den Erfolg, besonders auch im Hinblick auf das Offenbleiben eröffneter Koronararterien, wie nach dem Ergebnis der bisherigen Studien gefolgert werden muß.

Grundsätzlich scheint hier auch kein Unterschied zwischen Streptokinase und TPA zu bestehen, da die Ergebnisse mit

Streptokinase durch zusätzliche Heparingabe auch noch weiter verbessert werden können. Aus den angeführten Gründen und den bisherigen Daten mit suboptimalen Heparindosierungen soll eine neue fibrinolytische Mortalitätsstudie beim akuten Myokardinfarkt gestartet werden, genannt GUSTO [Global Utilization of Streptokinase and TPA in Occlusion (of Coronary Arteries)], wobei frühzeitig intravenös appliziertes Heparin in ausreichender Dosierung zum Einsatz kommen soll. In einer Studie mit Heparin versus Aspirin als Zusatztherapie zur TPA-Thrombolyse konnte Ross (1990) zeigen, daß eine zusätzliche intravenöse Heparingabe bei 82% der Koronararterien zur Offenheit führte, während in der Aspiringruppe nur 51% offen waren. Die Notwendigkeit einer systemischen Heparingabe zusätzlich zur TPA-Lyse wird dadurch noch einmal unterstrichen. De Bono (1990) geht sogar so weit, daß er die Studien GISSI-2 und ISIS-3 in ihrem Aussagewert anzweifelt, da sie keine frühe intravenöse Heparingabe beinhalten. Diese Aussagen decken sich mit den Angaben von Ross im Hinblick auf die zusätzliche Heparingabe bei TPA-Lyse. Jack Hirsh weist in diesem Zusammenhang noch einmal auf die Notwendigkeit einer intravenösen und ausreichend dosierten Heparingabe hin unter Kontrolle der partiellen Thromboplastinzeit APTT. Rekurrierende venöse Thromboembolien treten kaum noch auf, wenn die APTT um mehr als das 1,5fache des Kontrollwerts verlängert wird (63rd Scientific Session of the American Heart Association, November 1990, Dallas, Texas). Wenn die Heparindosis zu einer 1,5–2fachen Verlängerung der APTT führte, kam es zu einer statistisch signifikanten Erhöhung der Rate offener Koronararterien in den mit Heparin behandelten Gruppen, die eine TPA-Thrombolyse erhalten hatten. Die GISSI-2-Studie wird im Hinblick auf ihre Heparindosierung auch als suboptimal bezeichnet (Hirsh 1990). De Bono faßt die Ergebnisse des »European Cooperative Study Group Trial« dahingehend zusammen, daß auch nach Applikation einer adäquaten Aspirindosis die frühe intravenöse Heparingabe wesentlich ist, um das Offenbleiben der Koronararterien der Patienten nach TPA-Thrombolyse zu gewährleisten. Die GISSI-2- und ISIS-3-Studien werden im Hinblick auf eine inadäquate Heparindosis kritisch diskutiert (De Bono 1990).

Literatur zum Kapitel X

Abrams DL, Edelist A, Luria MH, Miller AJ. Ventricular aneurysm. Circulation 1965; 27: 164.

Arvan S, Boscha K. Prophylactic anticoagulation for left ventricular thrombi after acute myocardial infarction: a prospective randomized trial. Am Heart J 1987; 113: 688.

Asinger RW, Mikell FL, Elsperger J et al. Incidence of left ventricular thrombosis after acute transmural myocardial infarction: serial evaluation by two-dimensional echocardiography. N Engl J Med 1981; 305: 297.

Bleich SD, Nichols T, Schumacher R, Cooke D, Tate D, Steiner C, Brinkman D. The role of heparin following coronary thrombolysis with tissue plasminogen activator (t-PA). Circulation 1989; 80 (4): 2–113.

Assessment of short-term anticoagulant administration after cardiac infarction: report of the working party on anticoagulant therapy in coronary thrombosis to the Medical Research Council. Brit Med J 1962; I: 335.

Browne TR III, Poskanzer DC. Treatment of strokes. N Engl J Med 1969; 281: 594.

Bruhn HD, Zurborn K-H. Thrombin als Gewebshormon. In: 6. Kongreß der Gesellschaft für Thrombose- und Hämostaseforschung. Schattauer, Stuttgart – New York 1990, S. 390ff.

Bruhn HD, Christophers E, Pohl J. Einflüsse des Gerinnungs- und Fibrinolysesystems auf den Wundheilungsprozeß und auf die Thrombusorganisation. In: Prostaglandine und Plättchenfunktion. Schattauer, Stuttgart – New York 1978, S. 425.

Carleton RA, Sanders CA, Burdock WR. Heparin administration after acute myocardial infarction. N Engl J Med 1960; 263: 1002.

Chalmers TC, Matta RJ, Smith H, Kunzler AM. Evidence favoring the use of anticoagulants in the hospital phase of acute myocardial infarction. N Engl J Med 1977; 297: 1091.

Collins R, Flather M, Peto R. GISSI-2: 10% reduction in mortality with heparin in acute myocardial infarction? Lancet 1990; 336, No. 8712: 439.

Cooperative clinical trial. Anticoagulants in acute myocardial infarction. JAMA 1973 (Vol. 225) 7: 724.

Davis RW, Epert PA. Ventricular aneurysm: a clinical-pathological correlation. Am J Cardiol 1972; 29: 1.

Davis MJE, Ireland M. Effects of early anticoagulation on the frequency of left ventricular thrombi after anterior wall acute myocardial infarction. Am J Cardiol 1986; 57: 1244.

De Bono DP. Heparin after t-PA: The European Cooperative Study Group Trial. In: Thrombolysis and Interventional Therapy in Acute Myocardial Infarction. Proceedings of the 63rd Scientific Session of the American Heart Association 1990, S. 18.

Deutsch E, Benda L, Zischka W. Probleme der Antikoagulanzienbehandlung. Thromb Diathes Haemorrh 1958; 2: 510.

Drapkin A, Merskey C. Anticoagulant therapy after acute myocardial infarction. JAMA 1972; 222: 541.

Dubnow MH, Burchell HB, Titus JL. Postinfarction ventricular aneurysm. Am Heart J 1965; 70: 753.

Left ventricular thrombosis and stroke following myocardial infarction. Editorial. Lancet 1990; 335: 759.

Eigler N, Maurer G, Shah PK. Effect of early systemic thrombolytic therapy on left ventricular mural thrombus formation in acute anterior myocardial infarction. Am J Cardiol 1984; 54: 261.

Ezekowicz MD, Wilson DA, Smith EO et al. Comparison of Indium-111 platelet scintigraphy and two-dimensional echocardiography in the diagnosis of left ventricular thrombi. N Engl J Med 1982; 306: 1509.

Fischer F. Pathology of coronary occlusion with special reference to anticoagulant medication. Thesis. Sore Nordiska, Kopenhagen 1963.

Gueret P, Dubourg O, Ferrier A et al. Effects of full dose heparin anticoagulation on the development of left ventricular thrombosis in acute transmural myocardial infarction. J Am Coll Cardiol 1986; 8: 416.

Harvald B, Hilden T, Lund E. Long-term anticoagulant therapy after myocardial infarction. Lancet 1962; II: 626.

Held AC, Gore JM, Paraskos J et al. Impact of thrombolytic therapy on left ventricular mural thrombi in acute myocardial infarction. Am J Cardiol 1988; 62: 310.

Hellerstein HK, Martin JW. Incidence of thromboembolic lesions accompanying myocardial infarction. Am Heart J 1947; 33: 443.

Hirsh J. Reperfusion and adjunctive therapy: Heparin. In: Thrombolysis and Interventional Therapy in Acute Myocardial Infarction. Proceedings of the 63rd Scientific Session of the American Heart Association 1990; S. 16.

Anticoagulants in acute myocardial infarction: Results of a cooperative clinical trial. JAMA 1973; 225: 724.

Johannessen K-A, Stratton JR, Toulow E et al. Usefulness of aspirin plus dipyridamole in reducing left ventricular thrombus formation in anterior wall acute myocardial infarction. Am J Cardiol 1989; 63: 101.

Jost M, Koller F, Burkart S. Die koronare Herzkrankheit. In: Thrombose und Embolie. Koller F, Duckert F (Hrsg). Schattauer, Stuttgart – New York 1983, S. 573ff.

Keren A, Goldberg S, Gottlieb S et al. Natural history of left ventricular thrombi. Their appearance and resolution in the posthospitalization period of acute myocardial infarction. Am J Coll Cardiol 1990; 15: 790.

Koller F, Duckert F. Thrombose und Embolie. Schattauer, Stuttgart – New York 1983.

Kupper AJF, Verheught FWA, Peels CH et al. Effect of low-dose acetylsalicylic acid on the frequency and hematologic activity of left ventricular thrombus in anterior wall acute myocardial infarction. Am J Cardiol 1989; 63: 917.

Lupi G, Domenicucci S, Chiarella F et al. Influence of thrombolytic treatment followed by full dose anticoagulation on the frequency of left ventricular thrombi in acute myocardial infarction. Am J Cardiol 1989; 64: 588.

MacMahon S, Rory C, Knight C, Yusuf S, Peto R. Reduction in major morbidity and mortality by heparin in acute myocardial infarction. Circulation 1988; (Suppl) II: Vol 78, No 4: 98.

Phares W, Edwards JE, Burchell HB. Cardiac aneurysms. Proc Staff Meet Mayo Clin 1953; 28: 264.

Ross AM. Heparin versus aspirin as an adjunct to thrombolysis with t-PA in acute MI. In: Myocardial Reperfusion. Proceedings of the 39th Annual Scientific Session of the American College of Cardiology 1990, S. 16.

The SCATI (Studio sulla Calciparina nell'angina e nella Thrombosi Ventriculare nell'infarto) group. Randomized controlled trial of subcutaneous calcium-heparin in acute myocardial infarction. Lancet 1989; ii: 182.

Schlichter J, Hellerstein HK, Katz LN. Aneurysms of the heart. Medicine 1954; 33: 43.

SCRIP, October 1990: Heparin and Thrombolysis – the controversy continues. SCRIP 1990; 1554: p 22.

Stratton JR, Resnick AD. Increased embolic risks in patients with left ventricular thrombi. Circulation 1987; 75: 1004.

Szklo M, Tonascia JA, Goldberg R, Kennedy HL. Additional data favoring use of anticoagulant therapy in myocardial infarction. JAMA 1979; 242: 1261.

Visser CA, Kan G, Meltzer RS et al. Long-term follow-up of left ventricular thrombus after acute myocardial infarction: a two-dimensional echocardiographic study in 96 patients. Chest 1984; 86: 532.

Visser CA, Kan G, Meltzer RS et al. Embolic potential of left ventricular thrombi after myocardial infarction: a two-dimensional echocardiographic study of 119 patients. Am J Coll Cardiol 1985; 5: 1276.

Warlow C, Beattie AG, Terry G, Ogston D, Kenmure ACF, Douglas AS. A double-blind trial of low doses of subcutaneous heparin in the prevention of deep vein thrombosis after myocardial infarction. Lancet 1973; II: 934.

Wassermann AJ, Gutterman LA, Yoe KB. Anticoagulants in acute myocardial infarction. Am Heart J 1966; 71: 43.

Wright IS, Marple DC, Beck DF. Myocardial infarction. Its clinical manifestations and treatment with anticoagulants. A study of 1031 cases. Grune & Stratton, New York 1954.

XI. Hemmt Heparin die Narbenbildung nach Myokardinfarkt? Untersuchungen an Fibroblastenkulturen

Wiederholt ist von früheren Untersuchern der Frage nachgegangen und diskutiert worden, ob eine Heparinbehandlung die Narbenbildung nach Myokardinfarkt hemmt und damit die Möglichkeit häufigerer Herzrupturen besteht (Deutsch, Benda und Zischka 1958). An dem bisher beobachteten Material konnte von keinem Autor eine statistisch gesicherte Differenz im Auftreten dieser seltenen Komplikationen nach Myokardinfarkt aufgezeigt werden. Untersuchungen von Deutsch, Benda und Zischka (1958) an Hunden, bei denen ein Koronargefäß ligiert wurde und anschließend eine Heparinbehandlung erfolgte, zeigten eher eine starke Fibroblastenproliferation nach Heparinbehandlung, die Bildung von Kollagenfasern war im Vergleich zu den unbehandelten Kontrolltieren verspätet und deutlich reduziert.
Deutsch und Mitarb. schlossen aufgrund ihrer Untersuchungen, daß durch Heparinbehandlung eine erhöhte Gefahr der Herzruptur in den ersten beiden Wochen nach Myokardinfarkt nicht auszuschließen ist, daß jedoch eine Häufung dieses Ereignisses klinisch nicht beobachtet wird, und daß die Möglichkeit dieser Komplikation weit hinter dem großen Vorteil einer effektiven Behandlung thromboembolischer Komplikationen nach Myokardinfarkt durch Heparin zurücksteht.
Eigene In-vitro-Untersuchungen an Kulturen von Hautfibroblasten junger Meerschweinchen zeigten für Heparinkonzentrationen größer als 100 I. E./ml Plasma eine deutliche Hemmung der ^{3}H-Thymidin-Inkorporation der Fibroblasten (Abb. 7). In weiteren Untersuchungen wirkten Heparin und Thrombin gemeinsam auf die Fibroblasten ein. Die durch 30 I. E./ml Thrombin induzierte Fibroblastenstimulation wurde durch 10 I. E./ml Heparin nicht, jedoch durch 500 I. E./ml Heparin vollständig neutralisiert. Aufgrund unserer In-vitro-Untersuchungen sind negative Auswirkungen der Heparintherapie durch unerwünschte Hemmung der Fibroblastenproliferation in bezug auf die mechanische Festigung einer Narbe nach Myokardinfarkt erst dann zu diskutieren, wenn Heparinkonzentrationen von mehr als 100 I. E./ml eingesetzt werden (Bruhn, Christophers, Pohl 1978). Diese

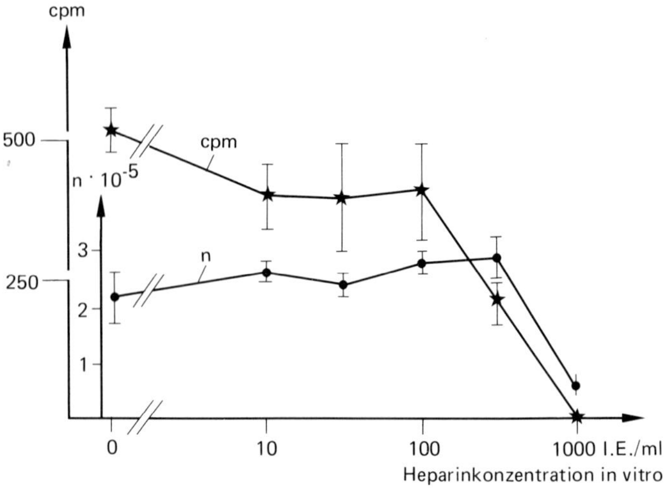

Abb. 7. Einfluß verschiedener Heparinkonzentrationen auf die ^{3}H-Thymidin-Inkorporation von Fibroblasten in vitro (Bruhn, Christophers, Pohl 1978). I.E. = Internationale Einheiten, cpm = counts per minute, n = Zellzahl (Fibroblasten in Kultur)

Beobachtungen liefern ein Argument zur Behandlung mit niedrigen Heparindosen in der Antikoagulanzienprophylaxe nach Myokardinfarkt, da in diesem Fall der antithrombotische Schutz nicht durch die Gefahr einer gleichzeitigen unerwünschten Hemmung der Narbenfestigkeit nach Myokardinfarkt erkauft wird.
In eigenen neueren Untersuchungen konnte die Wirkung von Hirudin auf Zellkulturen dahingehend genauer analysiert werden, daß dem gerinnungshemmenden Effekt von Hirudin eine hemmende Wirkung des Hirudin auf die Zellproliferation parallel geht (Bruhn 1987). Hirudin hemmt somit nicht nur in geringen Konzentrationen (1 I.E./ml) den Gerinnungsablauf und die Thrombinaktivität gegenüber Fibrinogen, sondern auch die mitogene Wirkung des Thrombins vollständig. Hierin unterscheidet sich Hirudin komplett von Antithrombin III, welches den Gerinnungsablauf hemmt, jedoch auf die mitogene Wirkung des Thrombins auf Zellen keinen Einfluß nimmt (Bruhn 1987).

XII. Erfordert die Behandlung mit niedrig dosiertem Heparin eine Laborkontrolle?

Die Frage, ob die Behandlung mit niedrig dosiertem Heparin eine Laboratoriumskontrolle erforderlich macht, wurde in den ersten diesbezüglichen klinischen Studien verneint (Kakkar 1975). Gleichzeitig wurde jedoch eingeräumt, daß das niedrig dosierte Heparin bei Patienten mit erhöhtem thromboembolischen Risiko, z.B. nach Hüftgelenksoperationen (Kakkar 1975), unzureichend wirksam gewesen war und nicht den erforderlichen Thromboseschutz erzielt hatte. Eine erhöhte »Heparintoleranz« wurde als Erklärung für dieses Versagen der Behandlung mit niedrig dosiertem Heparin herangezogen (Godal 1975). Dabei konnte gezeigt werden, daß die Heparintoleranz abhängt von der Plasmakonzentration an Antithrombin III, Plättchenfaktor 4 und saurem Alpha$_1$-Glykoprotein. Die Heparintoleranz verändert sich während der Operation bzw. des Krankheitsverlaufs und ist meist im akuten Stadium erhöht (Holger-Madsen und Schiöler 1960).

Angesichts dieser unterschiedlichen Diskussionsvoten schien es wünschenswert, die Frage der Überwachung der Behandlung mit niedrig dosiertem Heparin erneut anhand eines Qualitätsvergleichs vier verschiedener Methoden der Heparinbestimmung zu untersuchen.

150 Patienten erhielten täglich 20000 I.E. Heparin. In der Hälfte der Fälle erfolgte alle 6 Stunden eine subkutane Injektion von 5000 I.E., in der anderen Hälfte eine Dauerinfusion mit 20000 I.E. Heparin intravenös über 24 Std. in 500 ml Ringerlösung (bei diesen Patienten handelte es sich um ein intensivmedizinisches Krankengut). Es wurde Liquemin® N der Firma Hoffmann-La Roche AG, Grenzach-Wyhlen, verwendet. Dabei wurden vergleichend jeweils vormittags 3 Std. nach subkutaner Heparinapplikation oder nach Beginn der Dauerinfusion die in Tab. 1 gezeigten Laboratoriumsanalysen 2–5 durchgeführt, welche vorher auf ihre Empfindlichkeit untersucht wurden bei gleichzeitiger Bestimmung des Variationskoeffizienten (s. Tab. 1).

Abb. 8 zeigt, in welchem Prozentsatz die jeweils eingesetzte Testmethode diese Behandlung empfindlich zu registrieren

Tab. 1. Empfindlichkeit der verschiedenen Nachweismethoden (niedrigste noch nachweisbare Heparinkonzentration in Einheiten/ml) und Variationskoeffizient (VK% = 100 s/$\bar{x}$) der verschiedenen Methoden.

Methode	Empfindlichkeit (Heparinkonzentration I.E./ml Plasma)	Variationskoeffizient (%)
1 Thrombinzeit (6 NIH-E/ml)	0,2	3,6
2 Thrombinzeit (1,5 NIH-E/ml)	0,05	2,3
3 Aktivierte PTT	0,1	3,2
4 Thrombelastogramm	0,2	3,0
5 Chromogenes Substrat	0,01	2,9

gestattete. Es ist ersichtlich, daß unter der angeführten Heparindosierung anhand der Spaltung des chromogenen Substrats in 92% der Fälle ein Nachweis von Heparin möglich war, unter Verwendung einer verdünnten Thrombinlösung (1,5 NIH-Einheiten/ml) gelang der Nachweis einer Heparinaktivität immerhin

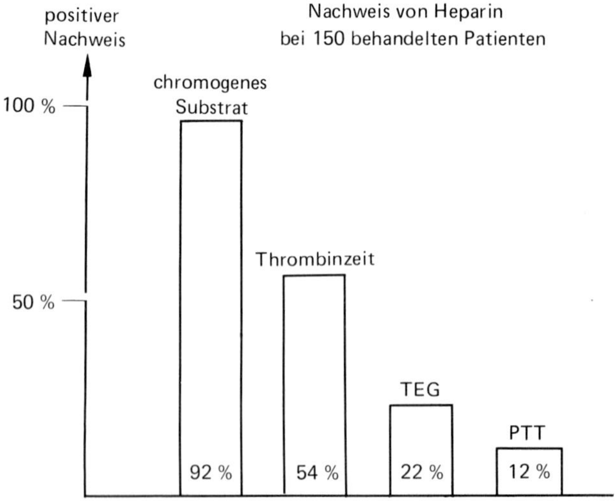

Abb. 8. Prozentsatz eines positiven Nachweises der Behandlung mit Heparin (20000 I.E. täglich) durch die verschiedenen Testmethoden.

noch in 54% , während die aktivierte partielle Thromboplastinzeit und das Thrombelastogramm nur einen kleineren Prozentsatz mit niedrig dosiertem Heparin behandelter Patienten zu erfassen gestatteten (12% bzw. 22%).

Die vier verschiedenen hier miteinander verglichenen Kontrollmethoden messen unterschiedliche Wirkungen des Heparins und sind daher nur bedingt miteinander vergleichbar, zumal sie auch ganz unterschiedlichen Störeinflüssen und Fehlerquellen unterliegen. So verändert bei der Thrombinzeit ein Abfall der Fibrinogenkonzentration unter 150 mg/dl das Ergebnis, ebenso die Anwesenheit von Fibrinogenspaltprodukten. Andererseits registriert die Thrombinzeit eine für den therapeutischen Effekt des Heparins wichtige Verminderung von Antithrombin III (in dem hier untersuchten Patientenkollektiv lag der Antithrombin-III-Spiegel bei 8% der Patienten unterhalb des untersten Normalbereichswerts von 17 mg/dl; 23% unserer Patienten wiesen Werte unterhalb der mittleren Normalkonzentration von 23 mg/dl auf). Die aktivierte partielle Thromboplastinzeit registriert als einzige der hier untersuchten Methoden empfindlich die Heparinwirkung auf die Faktoren XII, XI und IX. Andererseits ist diese Methode von der Konstanz dieser Faktoren und der Faktoren VIII, V und II abhängig. Dem wesentlichen Vorteil einer besonders globalen Registrierung der Heparinwirkung durch die partielle Thromboplastinzeit steht andererseits die relative Unempfindlichkeit dieser Methode gegenüber, sobald die Messung niedriger Heparinkonzentrationen durchgeführt werden muß. Die Bestimmung des nach Heparineinwirkung bei Antithrombin-III-Überschuß verbleibenden Faktors Xa mit einem chromogenen Substrat ist vom Einfluß der meisten Einzelfaktoren unabhängig; allerdings wird das chromogene Substrat S-2222 auch – wenngleich in wesentlich geringerem Ausmaß – durch Thrombin und Plasmin gespalten (Vinazzer 1979). Diese Fehlerquelle ist in der Praxis nur bei Verbrauchskoagulopathien oder im Anschluß an eine Thrombolysetherapie zu berücksichtigen.

Bei der Analyse der Heparinempfindlichkeit der verschiedenen Untersuchungsmethoden ist auf die Besonderheit der hier vorliegenden Studie hinzuweisen, daß täglich 20000 I.E. Heparin appliziert wurden, und zwar in der Hälfte der Fälle sechsstündlich 5000 I.E. Heparin subkutan, in der anderen Hälfte der Patienten 20000 I.E. Heparin als Dauerinfusion über 24 Std. Dadurch sind – vor allem bei intravenöser Dauerinfusion – höhere Heparinspiegel im Blut zu erwarten im Vergleich zu anderen Studien, in denen zwei- bis dreimal 5000 I.E. Heparin subkutan verabreicht wurden. Diese in der vorliegenden Studie etwas höhere Heparindosis, zum Teil aber auch die intravenöse Dauerinfusion, erklärt den relativ hohen Prozentsatz von Patienten, bei denen mit einer der angeführten Methoden Heparin im Blut nachgewiesen werden konnte.

Einer generellen Laboratoriumsüberwachung der Behandlung mit niedrig dosiertem Heparin soll hier nicht das Wort geredet werden. Ein derartiger Aufwand wäre unter klinischen Bedingungen im allgemeinen nur unter Schwierigkeiten durchzusetzen und würde der Konzeption der Behandlung mit niedrig dosiertem Heparin widersprechen. Für Problemfälle allerdings, bei denen ein erhöhtes thromboembolisches Risiko bekannt (Anamnese!) oder zu erwarten ist, empfiehlt sich dennoch der zusätzliche Einsatz weiterer Bestimmungsmethoden. Da bei erniedrigten Antithrombin-III-Spiegeln eine erhöhte Heparintoleranz besteht, ist die Antithrombin-III-Bestimmung, entweder mit Hilfe der Radialimmundiffusion oder mit Hilfe eines chromogenen Substrats, bei allen Risikopatienten indiziert. Weiter ist der klinischen Situation entsprechend jeweils zu präzisieren, ob eine möglichst genaue Bestimmung der Heparinkonzentration im Blut erforderlich ist, oder ob eine Information über die Wirkung des zugeführten Heparins auf das Gerinnungssystem gewünscht wird. Die hier verwendete Methode der Heparinbestimmung mit Hilfe eines chromogenen Substrats nach Teien et al. (1977) stellt das Beispiel einer recht empfindlichen Methode zur Bestimmung der Heparinkonzentration dar. Die jeweilige Heparinwirkung auf das Patientenblut, die vor allem vom Antithrombin-III-Spiegel abhängt, wird dabei nicht erfaßt. Unter Verwendung chromogener Substrate sind andere empfindliche Heparinbestimmungsmethoden entwickelt worden, welche die jeweilige biologische Wirkung des Heparins zu erfassen gestatten, so eine Methode von Roka et al. (1979), von Wenzel et al. (1977) und von Nienhaus et al. (1979). Eine sehr einfache, allerdings auch weniger empfindliche Methode zur Erfassung der Heparinaktivität ist die Thrombinzeit unter Verwendung einer niedriger konzentrierten Thrombinlösung (1,5 NIH-Einheiten/ml). Die aktivierte partielle Thromboplastinzeit erfaßt höhere Heparinkonzentrationen präziser als niedrige Heparinkonzentrationen im Blut, hat jedoch vor allem den Vorteil, daß sie dabei die Heparinwirkung auf die Faktoren XII, XI und IX zuverlässig registriert, sofern keine Aktivitätsschwankungen dieser Faktoren aus anderer Ursache anzunehmen sind.

XIII. Klinische Indikationen zur Behandlung mit niedrig dosiertem Heparin (»low-dose heparin«)

Die wichtigste klinische Indikation zum Einsatz des niedrig dosierten Heparins ist die Prophylaxe zur Vermeidung venöser Thrombosen, einschließlich der gefürchteten Komplikation der Lungenarterienembolie. Eine derartige Prophylaxe venös-thrombotischer und -embolischer Komplikationen läßt sich mit dem niedrig dosierten Heparin erfolgreich durchführen, wie auf den folgenden Seiten für die verschiedenen Fachgebiete gezeigt werden wird. Wesentlich ist in diesem Zusammenhang der Hinweis darauf, daß das niedrig dosierte Heparin arterielle thrombotische Prozesse nicht in ausreichendem Umfang verhindern kann; hierfür ist eine reguläre Heparindosis (30000 bis 40000 Einheiten pro Tag, am besten als intravenöse Dauerinfusion verabreicht) erforderlich. Von Bedeutung ist weiterhin die durch verschiedene Studien dokumentierte Erkenntnis (Duckert 1983), daß das niedrig dosierte Heparin beim akuten Myokardinfarkt zwar die Inzidenz der Beinvenenthrombosen signifikant senken, daß jedoch eine kardiale Thrombose über dem infarzierten Myokardgebiet nicht sicher verhütet werden kann, womit auch die von dort aus mögliche Embolisierung in den großen Kreislauf nicht verhindert werden kann. Hierfür wäre eine reguläre Heparindosierung erforderlich, die allerdings beim akuten Myokardinfarkt insofern problematisch sein kann, als eine erforderliche externe Herzmassage zu Rippenfrakturen mit erheblichen Einblutungen führen kann. Weiterhin ist hervorzuheben, daß das niedrig dosierte Heparin zwar zur Verhütung von Becken- und Beinvenenthrombosen sowie von Lungenarterienembolien eine gesicherte Indikation hat, daß jedoch bei manifester Becken- und Beinvenenthrombose bzw. bei diagnostizierter akuter Lungenarterienembolie eine reguläre Heparindosierung (30000 bis 40000 Einheiten Heparin täglich, möglichst als intravenöse Dauerinfusion, je nach Thrombinzeit und partieller Thromboplastinzeit) erforderlich wird. Eine niedrig dosierte Heparinbehandlung sollte bei manifesten Beinvenenthrombosen und Lungenarterienembolien nur dann durchgeführt werden,

wenn Kontraindikationen gegen eine regulär dosierte Heparinbehandlung (Gefahr von Blutungskomplikationen) bestehen.
Das Blutungsrisiko einer regelrecht dosierten Heparinbehandlung mit 30000 bis 50000 I.E. Heparin/24 Std. intravenös ist anhand zahlreicher klinischer Beobachtungen ausreichend dokumentiert, wobei Antikoagulanzienblutungen am häufigsten aus den Nieren und ableitenden Harnwegen, aus dem Nasen-Rachen-Raum und aus dem Magen-Darm-Trakt beobachtet werden (Jaenecke 1991), während die gefürchteten Blutungen im Bereich des Zentralnervensystems, die nicht selten tödlich ausgehen, nur in 3% der Blutungszwischenfälle einer regelrecht dosierten Heparin- und Cumarinbehandlung registriert werden (Tilsner beobachtete bei der Behandlung mit niedrig dosiertem Heparin keine zerebralen Blutungen, ein Befund, der unseren Beobachtungen entspricht. Bei der Behandlung mit Cumarinderivaten dagegen werden bei Quick-Werten zwischen 15 und 30% Blutungshäufigkeiten ins Nervensystem von bis zu 0,05% aller behandelten Patienten angegeben; Tilsner 1979). Die Vorstellung, durch eine niedrig dosierte Heparinbehandlung das Blutungsrisiko wesentlich einzuschränken, dabei dennoch eine antithrombotische Wirkung zu entfalten, ist daher für die Klinik besonders attraktiv. Das Konzept, durch niedrig dosierte Heparinbehandlung die Übergerinnbarkeit des Blutes wirksam zu reduzieren, wurde daher schon frühzeitig entwickelt (Lenggenhager 1948, De Takats 1950, Sharnoff et al. 1970). Der Arbeitskreis um Yin und Wessler (1970) konnte zeigen, daß das durch Heparin katalytisch aktivierte Antithrombin III nicht nur Thrombin, sondern auch den aktivierten Gerinnungsfaktor X (Xa) inaktiviert. Kleinste Konzentrationen von Heparin reichen im allgemeinen aus, um eine Hyperkoagulabilität, die durch Aktivierung des Gerinnungsfaktors X oder durch Verminderung des Antithrombins III bedingt ist, zu einer Normokoagulabilität zurückzuführen (Wessler 1975).
Die Dokumentation der biologischen Wirksamkeit des niedrig dosierten Heparins erfolgte in eigenen Untersuchungen durch den Nachweis der Verlängerung der Halbwertszeit von ^{125}J-markiertem Fibrinogen (Bruhn, Albert und Petermann 1977). Durch dreimal täglich erfolgte subkutane Applikation von 5000 I.E. Heparin wurde die mittlere Halbwertszeit von ^{125}J-Fibrinogen von 54,6 Stunden auf 114,1 Stunden verlängert.

Dieser Unterschied konnte im t-Test für gepaarte Daten auf dem 1%-Niveau ($p < 0{,}01$) statistisch gesichert werden. Lediglich bei einem der 10 Patienten, die in dieser Studie analysiert wurden, reichte die Dosis von 3 × 5000 I.E. Heparin nicht aus, um eine meßbare Verlängerung der ^{125}J-Fibrinogen-Halbwertszeit zu induzieren. In derartigen Fällen einer erhöhten Heparintoleranz (vgl. oben) empfiehlt sich der Einsatz weiterer Analyseverfahren (Antithrombin-III-Bestimmung, Thrombinzeit, partielle Thromboplastinzeit, Bestimmung der Heparinkonzentration mit einem chromogenen Substrat).
Eine medikamentöse antithrombotische Prophylaxe, besonders des postoperativen Status, scheint indiziert, weil weder das Hochlagern der Beine während der Operation (Browse et al. 1974), noch das Tragen von Gummistrümpfen (Editorial 1970, Browse et al. 1974) und auch nicht die postoperative Frühmobilisierung mit intensiver Physiotherapie (Flanc et al. 1969) die tiefen Venenthrombosen und damit wahrscheinlich auch die Lungenarterienembolien wesentlich zu reduzieren vermögen. Ziel der Prophylaxe mit niedrig dosiertem Heparin ist die in zahlreichen Studien dokumentierte Verhinderung von Lungenarterienembolien, Reduzierung der Mortalität an thromboembolischen Komplikationen und Verhinderung des für die Arbeitsfähigkeit bedeutsamen postthrombotischen Syndroms.
Es wurden Ergebnisse klinischer Studien der antithrombotischen Prophylaxe mit niedrig dosiertem Heparin in der Chirurgie, Gynäkologie, Orthopädie, Urologie und in der Inneren Medizin zusammengestellt. So faßt Abb. 9 repräsentative Ergebnisse aus der Chirurgie zusammen, Abb. 10 Ergebnisse aus der Gynäkologie, Abb. 11 Ergebnisse aus der Orthopädie und Abb. 12 Ergebnisse aus der Inneren Medizin. Für den Einsatz des niedrig dosierten Heparins in der Urologie liegt ein positiver Erfahrungsbericht von Rem et al. (1975) vor. Genz (1980) berichtete kürzlich über neuere Erfahrungen mit niedrig dosiertem Heparin in Gynäkologie und Geburtshilfe. Dabei zeigt sich, daß 90% aller in Frage kommenden Patientinnen mit der derzeit üblichen Dosis von 3 × 5000 I.E. Heparin pro Tag ausreichend vor thromboembolischen Komplikationen geschützt sind, ohne daß sich die Frequenz von Wundheilungsstörungen gegenüber Unbehandelten ändert. In besonders blutungsgefährdeten Situationen oder bei Karzinom-Patientinnen ist das Abweichen von einer schema-

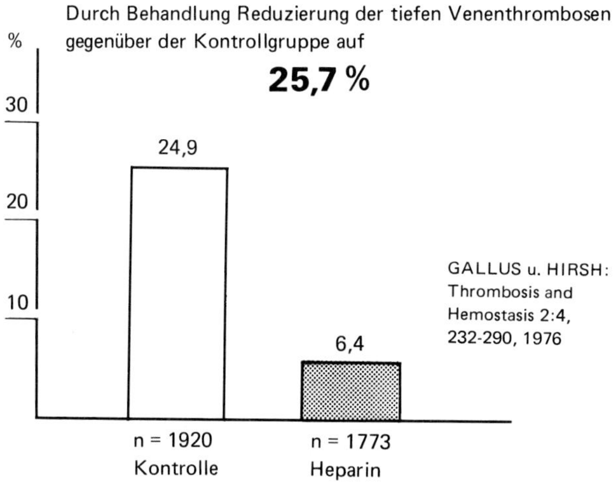

Abb. 9 Reduzierung der postoperativ auftretenden tiefen Beinvenenthrombosen durch Behandlung mit »low-dose heparin« in der Chirurgie.

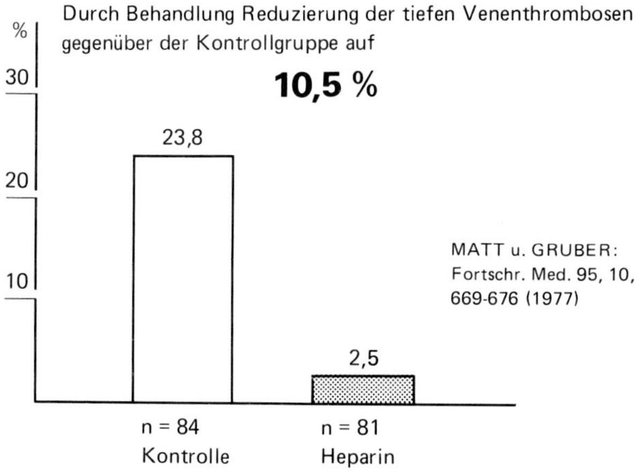

Abb. 10. Reduzierung der tiefen Beinvenenthrombosen in der Gynäkologie durch Behandlung mit niedrig dosiertem Heparin (nach einer Zusammenstellung von Matt und Gruber 1977).

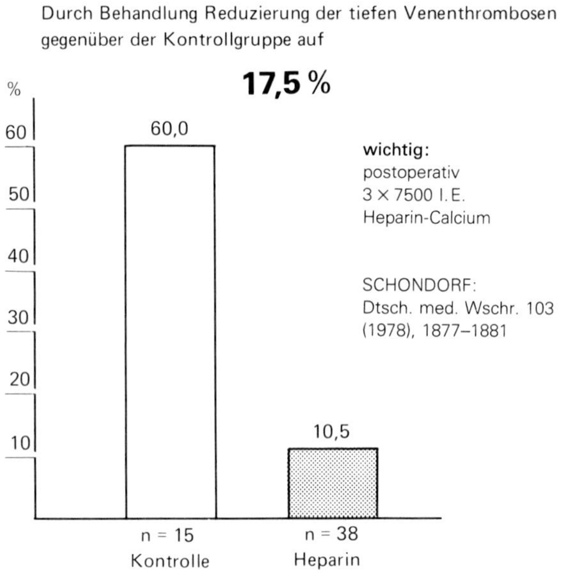

Abb. 11. Reduzierung der postoperativen tiefen Beinvenenthrombosen durch niedrig dosiertes Heparin in der Orthopädie. Bei Hüftgelenksoperationen reicht die übliche Dosierung mit tägl. 3 × 5000 I.E. Heparin nicht aus, so daß eine Erhöhung auf tägl. 3 × 7500 I.E. erforderlich ist. Vermehrte Freisetzung von Gewebsthrombokinase und Verletzungen der V. femoralis werden als Ursache des erhöhten Heparinbedarfs nach Hüftgelenksoperationen angesehen (Kakkar 1980).

tischen Behandlung anzuraten. In besonders gelagerten Fällen kann auch während der Schwangerschaft mit Heparin behandelt werden. Die Behandlung kann jenseits der 12. Schwangerschaftswoche begonnen und bei Einzeldosen von 5000 bis 7500 I.E. und zwei Injektionen pro Tag bis zur 38. Schwangerschaftswoche fortgeführt werden. Die Schwangere kann sich das Heparin selbst in die Oberschenkelhaut injizieren. Durch diese Behandlung können Schwangerschaften nach Beckenvenenthrombosen, außerhalb und während der Schwangerschaft aufgetreten, fortgeführt werden. Die Heparinisierung kann nach Herzoperationen die Cumarinbehandlung während der Schwangerschaft ersetzen,

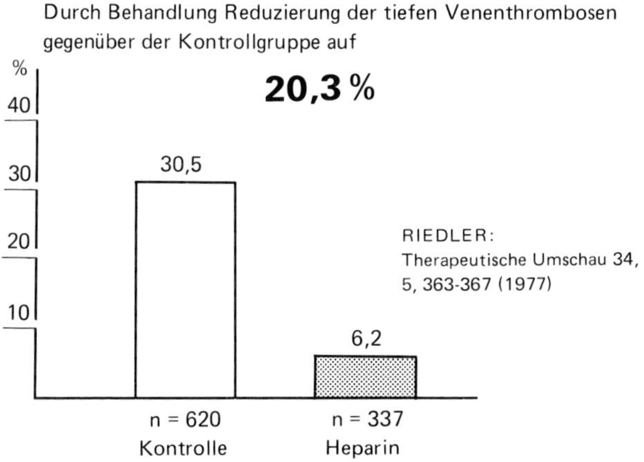

Abb. 12. Reduzierung der tiefen Beinvenenthrombosen durch niedrig dosiertes Heparin in der inneren Medizin (nach Riedler 1977).

wenn der Kinderwunsch dringend ist und keine allzu großen Bedenken von seiten der Kardiologen bezüglich der gesteigerten Volumenbelastung des Herzens durch die Schwangerschaft bestehen (Genz 1980). Auch aufgrund unserer eigenen Erfahrungen konnten in den letzten Jahren mehrere Patientinnen mit Herzklappenprothesen während der Schwangerschaft erfolgreich mit niedrig dosiertem Heparin antikoaguliert und zu einer regulären Entbindung gebracht werden. Tab. 2 gibt die Ergebnisse der wichtigsten klinischen Studien zur Prophylaxe tödlicher Lungenarterienembolien mit niedrig dosiertem Heparin wieder (Matt und Gruber 1977).

Eine besondere Indikation zur antithrombotischen Prophylaxe ist in der Traumatologie gegeben, wenn nämlich Frakturen, Sehnen- und Bänderrisse einer Gipsbehandlung zugeführt werden. Die Inzidenz venöser Thrombosen im Bereich der eingegipsten Extremität ist zweifelsfrei größer im Vergleich zur freibeweglichen unbehandelten Extremität und erfordert daher eine prophylaktische antithrombotische Heparingabe. Da die eigenen diesbezüglichen Untersuchungen noch nicht abgeschlossen sind (Bruhn, Havemann, Wesemeier 1987), kann vorerst lediglich eine Dosis-

Tab. 2. Reduzierung der postoperativ auftretenden tödlichen Lungenembolien durch Behandlung mit »low-dose heparin«*.

Autoren	Anzahl untersuchter Patienten		tödliche Lungenembolien		Signifikanz
	Kontrolle	Heparin	Kontrolle	Heparin	
Gruber et al.	1631	1610	18 (1,1%)	6 (0,4%)	p <0,05
Kakkar et al.	2076	2045	16 (0,8%)	2 (0,09%)	p <0,005
Sagar et al.	236	264	8 (3,4%)	0 (0,0%)	p <0,01
Total	3943	3919	42 (0,8%)	8 (0,2%)	p <0,001

* Sammelstatistik
Matt u. Gruber: Fortschr. Med. 95 10, 669–676 (1977).

empfehlung von 8stündlich 5000 I.E. Heparin (3 × 5000 I.E. Heparin täglich) unter klinischen Bedingungen empfohlen werden. Für ambulante Zwecke (vergl. Kapitel: Zur Selbsttherapie von Patienten) sind mindestens 12stündlich jeweils 5000 I.E. Heparin subkutan einzusetzen, ggf. auch 12stündlich 10000 I.E. Heparin subkutan, d.h. 2 × 5000 I.E. bzw. 2 × 10000 I.E. Heparin subkutan täglich.
Abb. 13 faßt eigene Ergebnisse bei Patienten nach Herzschrittmacherimplantation zusammen. Es wurden die Ergebnisse bei unseren 105 Herzschrittmacherimplantationen des Jahres 1975, in denen keine Heparinprophylaxe erfolgte, mit den Resultaten des Jahres 1978, in dem eine konsequente Prophylaxe mit niedrig dosiertem Heparin bei 102 Implantationen erfolgte, verglichen (Bruhn, Albert, Hansen, Sondermann, Tacke und Schaefer, unveröffentlichte Resultate 1978). Die Dokumentation erfolgte anhand der klinisch manifesten Krankheitsbilder Beinvenenthrombose und Lungenarterienembolie ohne Einsatz des ^{125}J-Fibrinogen-Tests. Wie ersichtlich, wurden dabei anhand der klinischen Symptome ohne Prophylaxe 1975 in drei Fällen Beinvenenthrombosen und in drei Fällen manifeste Lungenarterienembolien nachgewiesen, während mit niedrig dosiertem Heparin 1978 eine Lungenarterienembolie und ein Myokardinfarkt beobachtet wurden, eine klinisch apparente Beinvenenthrombose trat 1978 nicht auf. Dieser Unterschied war im

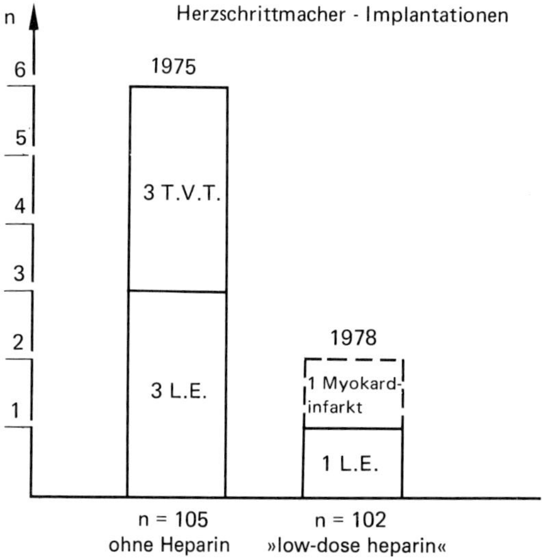

Abb. 13. Tiefe Beinvenenthrombosen (TVT) und Lungenarterienembolien (LE) in den Jahren 1975 (ohne niedrig dosiertes Heparin) und 1978 (unter Einsatz von niedrig dosiertem Heparin) nach Herzschrittmacherimplantationen (Bruhn, Albert, Sondermann, Tacke und Schaefer, unveröffentlichte Resultate 1978). Es handelt sich um einen nicht randomisierten Vergleich der Patientenkollektive der Jahre 1975 und 1978. Der Eingriff der Herzschrittmacherimplantation ist in beiden Kollektiven unter den gleichen pflegerischen und medikamentösen Bedingungen – abgesehen vom Einsatz des niedrig dosierten Heparins (Liquemin® N) – durchgeführt worden.

χ^2-Vierfeldertest auf dem 5%-Niveau statistisch zu sichern, wenn die Auswertung lediglich im Hinblick auf die thromboembolischen Komplikationen der Lungenarterienembolien und der Beinvenenthrombosen erfolgte. Bei Berücksichtigung des 1978 aufgetretenen Myokardinfarktes ist allerdings der Unterschied nicht mehr statistisch zu sichern. Diese Ergebnisse können in einem nichtrandomisierten Krankengut lediglich im Sinne einer Tendenz eines positiven Heparineffektes bei Status nach Herzschrittmacherimplantation bewertet werden.

Weitere Indikationen zur Thromboseprophylaxe mit »low-dose heparin« in der Inneren Medizin sind in Tab. 3 aufgeführt. Hierbei ist vor allem der Einsatz der Prophylaxe mit niedrig dosiertem Heparin nach akutem Myokardinfarkt in der Phase der folgenden Bettlägerigkeit anzuführen. Von fünf klinischen Studien zu dieser Frage zeigten vier Studien eine hochsignifikante Reduktion der Thrombosehäufigkeit nach akutem Myokardinfarkt durch niedrig dosiertes Heparin (Handley et al. 1972, Gallus et al. 1973, Warlow et al. 1973, Emerson und Marks 1977, Marks und Teather 1978). In diesem Zusammenhang ist besonders darauf hinzuweisen, daß eine Kombination des Heparins mit Dihydroergotamin bei Zustand nach Myokardinfarkt und bei schwerer Koronarinsuffizienz unbedingt kontraindiziert ist, da auf diese Weise Stenokardien ausgelöst werden können. Es müßte also bei Indikationen zum Einsatz von niedrig dosiertem Heparin durch sorgfältige Analyse (Anamnese, EKG) ausgeschlossen werden, daß eine schwere Koronarinsuffizienz vorliegt, wenn die Kombination Heparin/Dihydroergotamin zum Einsatz gelangen soll. Über die Reduzierung der tiefen Beinvenenthrombosen durch niedrig dosiertes Heparin nach Schlaganfall wird weiter unten berichtet (vgl. XVI, Abb. 14).
Bei einer kritischen Diskussion der vorgelegten Resultate ist zunächst darauf hinzuweisen, daß bislang lediglich anhand des chirurgischen Krankengutes zweifelsfrei demonstriert werden konnte, daß sich die Häufigkeit tiefer Venenthrombosen durch eine Prophylaxe mit niedrig dosiertem Heparin signifikant sen-

Tab. 3. Indikation zur »Low-dose«-Thromboembolieprophylaxe in der Inneren Medizin.

Herzinsuffizienz
Allg. Bettlägerigkeit
Schockgefährdung (anaphylaktisch, kardiogen)
Arrhythmie oder Mitralstenose
Bestrahlungstherapie im Thorax- oder Beckenbereich
Polyglobulie (Cor pulmonale)
Thrombozytose
Herzinfarkt*
Risiko der Verbrauchskoagulopathie*

* sofern keine hochdosierte Heparinbehandlung erfolgt.

ken läßt. Bei besonderen chirurgischen Eingriffen, beispielsweise bei Hüftgelenksoperationen, kann die »Low-dose-heparin«-Prophylaxe zwar die Häufigkeit postoperativer Venenthrombosen von 60% auf 33% senken (Schöndorf 1978), dieses Ergebnis erscheint jedoch klinisch nicht zufriedenstellend. Erst eine postoperative Erhöhung des Heparins auf 3 × 7500 I.E./24 Std. reduzierte bei diesen besonders gefährdeten Patienten wirkungsvoll das Auftreten tiefer Venenthrombosen auf 11% (Schöndorf 1978). Die klinische Erfahrung, daß selbst eine regelgerecht dosierte Heparinprophylaxe von beispielsweise 40000 I.E./24 Std. als intravenöse Dauerinfusion bisweilen nicht ausreicht, um bei hohem Thromboserisiko tödliche Lungenarterienembolien oder andere thromboembolische Komplikationen zu verhindern, muß in diesem Zusammenhang in die Erinnerung zurückgerufen werden. Die bisher aus den Fachgebieten der Orthopädie, der Urologie und der Gynäkologie vorliegenden Resultate zeigen ebenfalls einen positiven Effekt der Prophylaxe mit »low-dose heparin«.

Statistisch signifikant ist die Reduktion der Zahl tödlicher Lungenarterienembolien in allen chirurgischen Disziplinen von 0,8% bei 3943 Patienten in der Kontrollgruppe auf 0,2% bei 3919 Patienten in der heparinbehandelten Gruppe (Matt und Gruber 1977). Kakkar (1980) gibt eine Frequenz von 6% mit dem ^{125}Jod-Fibrinogen-Test entdeckter Venenthrombosen bei 1631 Patienten in der Kontrollgruppe an, dagegen von nur 0,6% Venenthrombosen bei 1479 Patienten in der Heparingruppe. Dabei starben 16 Patienten in der Kontrollgruppe an Lungenarterienembolien, dagegen in der Heparingruppe nur 2 Patienten. Größere Studien auf dem Gebiet der Inneren Medizin, die den chirurgischen Fallzahlen vergleichbar wären, fehlen noch, so daß die bisherigen Aussagen noch eine vorsichtige Bewertung erfordern. Immerhin zeigen entsprechende Zusammenstellungen (Riedler 1977), daß die Frequenz der tiefen Beinvenenthrombosen bei Patienten mit Myokardinfarkt von 31% (bei 397 Kontrollpatienten) auf 7,0% (bei 272 mit niedrig dosiertem Heparin subkutan behandelten Patienten) gesenkt werden kann, was einer Frequenzverminderung von 4,4 entspricht.

Die Vorteile der Prophylaxe mit niedrig dosiertem Heparin sind neben der signifikanten Reduzierung von tiefen Beinvenenthrombosen und tödlichen Lungenarterienembolien, die im allgemeinen fehlende Notwendigkeit von Laborkontrollen, die einfache und einheitliche Dosierung, ohne daß Blutungskomplikationen beobachtet werden. Kakkar berichtete 1975 erstmals über eine Zunahme der Wundhämatome in der Heparingruppe einer multizentrischen Studie mit niedrig dosiertem Heparin (Tab. 4). Wird jedoch die Laparotomiewunde unmittelbar vor Setzen der Hautnähte mit einer Thrombinlösung (z. B. Topostasin® Roche) durchspült, sind Wundhämatome nur in Ausnahmefällen zu beobachten (Sokhi et al. 1977). Nachteile der Behandlung mit niedrig dosiertem Heparin sind in der Notwendigkeit dreimaliger täglicher Injektion und der damit für den Patienten verbundenen Beschwerden zu sehen. Das Auftreten subkutaner Hämatome an der Injektionsstelle ist durch Optimierung der Injektionstechnik sicher weitgehend zu reduzieren, jedoch nicht vollständig zu

Tab. 4. Wundhämatome und Blutungskomplikationen bei Behandlung mit niedrig dosiertem Heparin (nach Kakkar et al.: Lancet II/45–51, 1975).

	Kontrollgruppe	Heparingruppe
Patienten total	2076	2045
Alter 40–49	18,7%	19,9%
50–59	26,0%	25,4%
60–69	30,9%	30,6%
>70	24,4%	23,9% (491)
Wundhämatome	117	158
Blutungs-komplikationen	744	731
Transfusionen	202 im Durchschnitt 1285 ml bei einem Hb-Abfall im Durchschnitt von 0,7 g/100 ml	202 im Durchschnitt 1316 ml bei einem Hb-Abfall im Durchschnitt von 1,0 g/100 ml
Tödliche Lungenembolien	16	2
Tiefe Venen-thrombosen	211	53

verhindern (vgl. unten). Während in der multizentrischen Studie von 1975 5,6% Hämatome in der Kontrollgruppe und 7,7% in der Heparingruppe nachgewiesen wurden, fanden Gallus et al. (1973) 0,4% Hämatome in der Kontrollgruppe, dagegen in der Heparingruppe 2,4%. Kiil et al. (1978) fanden dagegen in der Kontrollgruppe 0,9% Hämatome und in der Heparingruppe 0,6%! Briel et al. (1981) berichteten über die Hämatomrate unter Heparin- und Heparin/DHE-Prophylaxe bei abdominalen Hysterektomien, wobei der Effekt einer subkutanen lokalen Thrombininstillation am Ende der Operation und zusätzlich der Einfluß des Injektionsortes von Heparin bzw. Heparin-DHE, nämlich Oberbauch und Unterarm, untersucht wurden. Die Hämatomrate war bei beiden Prophylaxearten gleich hoch (12 bzw. 16%). Ein Einfluß der subkutanen Thrombininstillation am Ende der Laparotomie auf die postoperative Hämatomhäufigkeit konnte nicht nachgewiesen werden. Dagegen traten bei Injektion von Heparin bzw. Heparin/Dihydroergotamin in den Oberarm signifikant weniger Hämatome auf als bei Injektion in den Oberbauch (Briel et al. 1981).

Nachteilig könnte sich bei Einsatz der Prophylaxe mit niedrig dosiertem Heparin auswirken, daß auch bei Risikopatienten mit erhöhter thromboembolischer Gefährdung angenommen wird, daß durch eine niedrig dosierte Heparinprophylaxe ein ausreichender Schutz erzielt wird. Dagegen spricht die jedem Kliniker geläufige Tatsache, daß sowohl bei Einsatz der niedrig dosierten Prophylaxe als auch bei regulärer Dosierung dennoch thromboembolische Ereignisse auftreten können.

XIV. Hyperkoagulabilität nach Unterschenkelfrakturen und Kapselbandrupturen als Indikation für eine niedrig dosierte Heparinbehandlung

Sowohl die traumatisch ausgelöste Gerinnungsaktivierung durch Freisetzung von Gewebsthrombokinase als auch die Immobilisierung führen bei Patienten nach Unterschenkelfrakturen und Kapselbandrupturen zu einer Hyperkoagulabilität mit Thromboseneigung, wie anhand der folgenden eigenen Untersuchungen (Odenkirchen, Zisack 1988) dokumentiert werden soll. Die bisher vorliegende Literatur zu dieser Thematik ist spärlich. Eine retrospektive Studie von Pick et al. (1982) beschäftigt sich mit der Thromboseentstehung im Gipsverband. Frakturen bzw. knöcherne Eingriffe am Beinskelett sind dabei mit einer Thromboserate von über 50% belastet (Aarburg und Gruber 1978, Obert et al. 1977). Aus der retrospektiven Studie von Pick et al. über die Thromboseentstehung im Gipsverband geht als entscheidende Aussage hervor, daß neunmal bei 52 Patienten phlebographisch und/oder klinisch die Zeichen des Dauerschadens, d.h. des postthrombotischen Syndroms bestanden nach ruhigstellender Behandlung im Gips, wobei vorwiegend leichtere Verletzungen an den unteren Extremitäten die Ursache der Gipsbehandlung waren. Über 5% dieser Patienten haben also durch die Phlebothrombose nach Bagatellverletzungen bleibende Schäden erlitten (Pick et al. 1982). Insofern lag es jetzt nahe, an einem vergleichbaren Krankengut von immobilisierten Patienten (nach Unterschenkelfrakturen und Kapselbandrupturen) die im Blut resultierende Thromboseneigung im Sinne einer Hyperkoagulabilität laborchemisch anhand entsprechender Parameter zu erfassen. Die vorliegenden Untersuchungen dienten also der Analyse der Hyperkoagulabilität bei bestimmten traumatologischen Patienten, die im Anschluß an eine Verletzung einer Immobilisierung unterliegen.

Untersucht wurden 49 Fälle von Kapselbandrupturen und 16 Patienten mit Frakturen (13 Sprunggelenksfrakturen und 3 distale Tibiafrakturen) (Odenkirchen und Zisack 1988). Die Entnahme der Blutproben erfolgte am Tag vor der Operation, am ersten Tag nach der Operation (dann schon unter niedrig

dosierter Heparinprophylaxe) und am dritten Tag nach der Operation (niedrig dosierte Heparinprophylaxe). Die folgenden Laboratoriumsparameter wurden analysiert:
Thromboplastinzeit (Quick-Wert), partielle Thromboplastinzeit (PTT), Plasmafibrinogenspiegel, Fibrinopeptid A, Faktor-VIII-Aktivität, Faktor-VIII-assoziiertes Protein, Antithrombin III, Plättchenfaktor 4, Protein-C-Aktivität und Protein-C-Konzentration.
Der Plasmafibrinogenspiegel stieg bei den untersuchten Patienten nach Unterschenkelfrakturen und Kapselbandrupturen im Vergleich zum präoperativen Wert (293,6 mg/dl) signifikant am ersten und dritten Tag nach der Operation auf 353 mg/dl bzw. 415,5 mg/dl an ($p < 0{,}001$). Der schon präoperativ mit 11,5 ng/ml erhöht gewesene Fibrinopeptid-A-Spiegel stieg am ersten Tag postoperativ auf 19,3 ng/ml an, um dann am dritten Tag postoperativ auf 7,76 ng/ml weiter abzufallen ($p = 0{,}023$). Die Faktor-VIII-Aktivität stieg im Vergleich zum präoperativen Wert (150%) auf im Mittel 170% am dritten postoperativen Tag an, ausgeprägter war noch der Anstieg des Faktor-VIII-assoziierten Proteins, das von 113% (präoperativ) auf 133% bzw. 137% am ersten und dritten postoperativen Tag anstieg ($p = 0{,}006$ bzw. $p = 0{,}004$). Die Protein-C-Aktivität fiel am ersten postoperativen Tag von 108% (präoperativ) auf 94% (erster Tag postoperativ) ab, die Protein-C-Konzentration von 106% auf 94% ($p = 0{,}0001$). Die Plättchenfaktor-4-Konzentration war schon präoperativ auf 16 ng/ml erhöht gewesen und stieg weiter auf 19 ng/ml am ersten postoperativen Tag an (nicht signifikant). Der Antithrombin-III-Plasmaspiegel wies mit 119 bzw. 114 und 112% keine signifikanten Schwankungen auf.
Die vorliegenden Befunde dokumentieren bei Patienten nach Unterschenkelfrakturen und Kapselbandrupturen eine postoperativ auftretende Hyperkoagulabilität, die in einigen Parametern auch schon präoperativ besteht (Fibrinopeptid A, Plättchenfaktor 4). Die entstehende Hyperkoagulabilität im Sinne einer Thromboseneigung ist am ausgeprägtesten am ersten postoperativen Tag und läßt sich nachweisen vor allem anhand erhöhter Plasmaspiegel des Fibrinogens, des Fibrinopeptids A, der Faktor-VIII-Aktivität und des Faktor-VIII-assoziierten Proteins sowie des Plättchenfaktors 4. Das Protein C fällt in seiner Aktivität und Konzentration charakteristischerweise besonders

am ersten postoperativen Tag mäßiggradig (jedoch statistisch signifikant) ab. Die dargelegten Befunde signalisieren zweifelsfrei eine Thromboseneigung der betroffenen Patienten, die schon präoperativ, d. h. unmittelbar nach dem Trauma beginnt, und die sich postoperativ weiter verstärkt, biochemisch dokumentierbar anhand der hier analysierten Gerinnungsparameter. Aufgrund der nachgewiesenen Hyperkoagulabilität bzw. thrombotischen Diathese, die sich bei den untersuchten Patienten abzeichnet, ergibt sich die Indikation zu einer antithrombotischen Prophylaxe, die bei diesen traumatologischen Patienten sowohl unmittelbar nach der Traumatisierung einsetzen als auch postoperativ fortgeführt werden muß. Aufgrund der gleichzeitig bestehenden, vor allem postoperativ verstärkten Blutungsneigung wird im allgemeinen eine niedrig dosierte Heparinprophylaxe (entweder mit unfraktioniertem oder mit niedermolekularem Heparin) erfolgen. Interessant an den vorliegenden Ergebnissen ist die Tatsache, daß eine Dosierung von 3 × 5000 I. E. Heparin täglich bei dem untersuchten Patientenkollektiv nicht in der Lage war, die postoperativ auftretende Hyperkoagulabilität vollständig zu beseitigen. Dieser Tatbestand erklärt die auch bei Verwendung von niedrig dosiertem Heparin immer wieder auftretenden Thrombosen. Insofern handelt es sich bei dieser Prophylaxe tatsächlich lediglich um einen relativen Schutz, der die Thromboseneigung schon signifikant zurückdrängt, sie jedoch nicht vollständig beseitigen kann. Die Erhöhung der Dosis auf täglich 3 × 7500 I. E. Heparin ist eine logische Konsequenz aus diesen Untersuchungen (vgl. XIX, Dosierung und Applikationsformen!). Zwar gibt die erhöhte Heparindosis einen signifikant größeren antithrombotischen Effekt, eine zunehmende Blutungsneigung ist in diesem Zusammenhang jedoch nicht zu vernachlässigen und klinisch zu respektieren.

XV. »Low-dose heparin« nach neurochirurgischem Eingriff und Schlaganfall

Wenn auch größere kontrollierte Studien zu dieser Fragestellung noch nicht vorliegen, so läßt sich anhand verschiedener Patienten, die zusammen mit der Neurochirurgischen Univ.-Klinik Kiel bei Zustand nach neurochirurgischem Eingriff wegen rezidivierender Lungenarterienembolien oder aufgrund einer erhöhten Thrombosegefährdung (Anamnese!) behandelt wurden, jedenfalls soviel aussagen, daß in diesen Fällen eine niedrig dosierte Heparinprophylaxe mit täglich 2× 5000 I.E. (d.h. 12stündlich appliziert) zu keinen gefährlichen Nachblutungen im Operationsbereich führte. Wenn auch diese Aussage aufgrund der nur kleinen Fallzahl nicht repräsentativ und allgemein verbindlich sein kann, so sollte sie auf jeden Fall Anlaß zu weiteren Untersuchungen und Studien sein, wobei das Blutungsrisiko besonders zu beachten ist und sicher gelegentlich als absolute Kontraindikation für eine Prophylaxe mit niedrig dosiertem Heparin gelten muß. Wenn man sich vor Augen hält, daß auch Patienten mit frischen Enzephalomalazien (allerdings ohne blutigen Liquor cerebrospinalis) mit niedrig dosiertem Heparin behandelt wurden (McCarthy et al. 1977), dann ist die Frage des niedrig dosierten Heparins nach neurochirurgischen Eingriffen, besonders bei Patienten mit thromboembolischen Komplikationen, unbedingt zumindest für den Einzelfall zu diskutieren.
Eine weitere Indikation der »Low-dose-heparin«-Prophylaxe besteht beim Schlaganfall auf dem Boden der Enzephalomalazie ohne nachweisbare Einblutung in den Liquorraum. So werden bei zerebralen Zirkulationsstörungen in 33 bis 75% der stationären Patienten tiefe Beinvenenthrombosen nachgewiesen, besonders im Bereich der gelähmten Extremität. McCarthy et al. (1977) empfahlen daher eine Prophylaxe mit niedrig dosiertem Heparin und konnten dadurch eine signifikante Senkung der Thrombosefrequenz erzielen (Abb. 14).
Die Frage der Thromboembolieprophylaxe, besonders im Hinblick auf venöse Thrombosen und Lungenarterienembolien nach Schlaganfall, wird z.Z. immer noch kontrovers diskutiert und nicht in allen Kliniken einheitlich gehandhabt. Insofern soll die klinische Signifikanz thromboembolischer Komplikationen nach

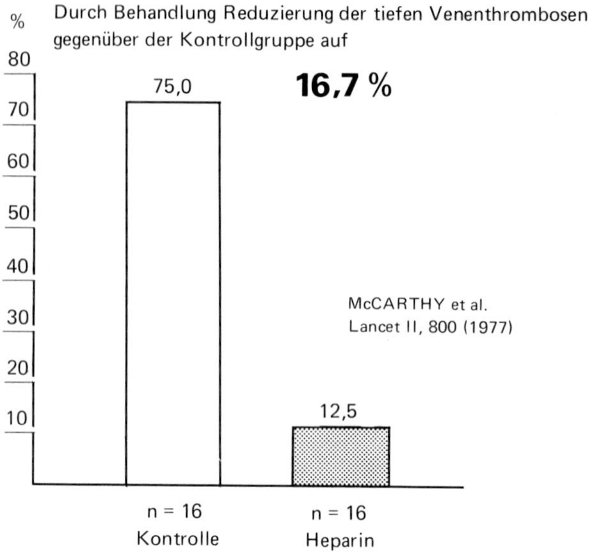

Abb. 14. Reduzierung der tiefen Beinvenenthrombosen durch niedrig dosiertes Heparin nach akutem Schlaganfall.

Schlaganfall nochmals einer besonderen Diskussion zugeführt werden und dabei besonders darauf eingegangen werden, ob eine antithrombotische Prophylaxe mit niedrig dosiertem Heparin beim Schlaganfall gehäuft aus dem ischämischen Insult einen hämorrhagischen Insult machen kann.
Bei Patienten mit zerebralen Zirkulationsstörungen kommt es durch längere Bettlägerigkeit zu einer Häufung venöser Thromboembolien, welche – besonders beim mittelschwer verlaufenden zerebralen Insult – die Prognose signifikant dadurch verschlechtern können, als auch bei guter neurologischer Rückbildungstendenz des Krankheitsbildes Lungenarterienembolien und Beinvenenthrombosen unerwünschte Komplikationen darstellen, welche die Prognose bedauerlicherweise sogar im Sinne eines letalen Ausgangs verschlechtern können. Insofern sollen die Probleme einer Thromboembolieprophylaxe nach zerebralen Zirkulations-

störungen kurz im folgenden zusammengefaßt und diskutiert werden.
Eine Schwierigkeit der Thromboembolieprophylaxe nach zerebralen Zirkulationsstörungen ist darin zu sehen, daß ein primär ischämischer Hirninfarkt durch eine übermäßige Gerinnungshemmung bei höher dosierter Heparingabe sekundär hämorrhagisch werden könnte. In diesem Zusammenhang interessiert naturgemäß die Frage, in welchem Umfang auch spontan, d.h. ohne jegliche Heparingabe, ischämische Insulte in hämorrhagische Insulte übergehen können. Interessanterweise ergab eine computertomographisch kontrollierte Analyse von Hornig und Dorndorf (1983) bei 41 Patienten mit sekundär hämorrhagischen Hirninfarkten den Befund, daß die Hämorrhagie zwar das Krankheitsbild von 3 Patienten verschlimmerte, daß jedoch die Prognose hämorrhagischer Infarkte im allgemeinen nicht schlechter war als bei Hirninfarkten insgesamt. Schon in früheren Untersuchungen wurde demonstriert, daß zwischen 18 und 42% aller anämischen Hirninfarkte nach autoptischen Analysen sekundär hämorrhagisch werden (Fisher, Adams 1951, Jörgensen, Torvik 1969). Mittels Computertomographie werden etwa über 20% aller Hirninfarkte als hämorrhagisch identifiziert (Davis et al. 1977, Hayman et al. 1981). Ein Teil der Befunde dürfte sich dabei dem Nachweis entziehen, da kleinere petechiale Blutungen aufgrund des zu niedrigen Auflösungsvermögens mit der Computertomographie nicht immer erfaßt werden können.
Hirninfarkte infolge embolischer Gefäßverschlüsse werden häufiger sekundär hämorrhagisch als thrombotisch entstandene. So waren in einer Autopsieserie sämtliche hämorrhagischen Infarkte embolischer Genese (Fisher und Adams, 1951), in einer anderen 42 von 58 (Jörgensen, Torvik 1969). In der zuletzt zitierten Serie kam es in 81% der embolisch bedingten Infarkte zu Hämorrhagien. Demgegenüber hatten nur 7 von 37 Patienten mit Hirninfarkten aufgrund von Carotisthrombosen bei der Autopsie Blutungen im Infarktgebiet (Castaigne et al. 1970). Hornig und Dorndorf (1983) demonstrieren an ihrem Krankengut, daß bei den dort untersuchten hämorrhagischen Hirninfarkten 27% eine Embolie aus kardialer Quelle aufwiesen, 44% aber eine Hirnarteriosklerose als Infarktursache hatten (arteriosklerotische Wandveränderungen der großen Hirnschlagadern als Emboliequelle). Hornig und Dorndorf (1983) weisen darauf hin, daß in

der Hälfte der Fälle computertomographisch abgegrenzte Blutungsherde im Infarktgebiet erkennbar waren, die in der Resorptionsphase als mehr heterogene Dichteanhebungen erschienen. Hornig und Dorndorf weisen zusammenfassend noch einmal darauf hin, daß die Prognose hämorrhagischer Hirninfarkte im allgemeinen nicht schlechter war als diejenige anämischer Hirninfarkte. Die Frühmortalität der betroffenen Patienten lag in der gleichen Größenordnung; bei nahezu jedem zweiten Patienten war eine Besserung während des stationären Aufenthaltes zu verzeichnen.

Wie verändern sich nun die Verläufe bei zerebralen Zirkulationsstörungen, wenn eine Thromboembolieprophylaxe mit niedrig dosiertem Heparin durchgeführt wird?

In einer älteren Studie zeigte McCarthy (1977) unter Kontrolle mit dem Jodfibrinogentest, daß die Zahl tiefer Venenthrombosen einer Kontrollgruppe von 75% auf 12,5% in der behandelten Gruppe (2× 5000 I.E. unfraktioniertes Heparin tägl. subkutan) gesenkt wurde, ohne daß es dabei zu vermehrten zerebralen Einblutungen kam. Vergleichbare Resultate erzielte eine Studie von Wenig und Wenzel (1979). In einer neueren Studie, die 1986 publiziert wurde, zeigen McCarthy und Turner unter Verwendung von niedrig dosiertem unfraktioniertem Kalziumheparin (5000 I.E. 8stündl. subkutan 2 Wochen lang) und unter Kontrolle mit dem Jodfibrinogentest, daß es zu einer Reduzierung der tiefen Venenthromboserate von 72,7% auf 22,2% kommt (161 Patienten in der Kontrollgruppe, 144 Patienten in der Behandlungsgruppe). Darüber hinaus kam es in der behandelten Gruppe zu signifikant weniger Todesfällen, auch zu signifikant weniger Lungenarterienembolien. Besonders leichtere Schlaganfälle profitierten in dieser Weise. Die Zahl hämorrhagischer Ischämien wurde in dieser Studie durch die angeführte Thromboembolieprophylaxe nicht erhöht!
Neuere Studien haben weiterhin gezeigt, daß auch niedermolekulares niedrig dosiertes Heparin in der venösen Thromboembolieprophylaxe beim Schlaganfallpatienten günstige Ergebnisse erzielen kann. So zeigte eine randomisierte Doppelblindstudie von Turpie et al. (1987) mit niedermolekularem Heparinoid

(ORG 10172), daß mit dem Jodfibrinogentest unter gleichzeitiger phlebographischer Kontrolle bei entsprechender Indikation die Frequenz venöser Thrombosen von 28% (Plazebogruppe) auf 4% in der Behandlungsgruppe reduziert wurde (p = 0,005). In der mit niedermolekularem Heparinoid behandelten Gruppe kam es zu einer verstärkten zerebralen Einblutung bei einem Patienten, der allerdings einen Anti-Faktor-Xa-Heparin-Spiegel von unter 0,1 I.E./ml aufwies, so daß das zerebrale Blutungsereignis nicht auf die antithrombotische Prophylaxe bezogen werden konnte. Die Initialdosis des niedermolekularen Heparinoids betrug in dieser Studie 1000 Anti-Faktor-Xa-Einheiten intravenös, es folgte dann eine konstante Dosis von 750 Anti-Faktor-Xa-Einheiten 2× täglich subkutan für die weiteren 14 Tage der Studiendauer.
Eine weitere Untersuchung mit niedermolekularem Heparin (KABI 2165) wurde von Prins und Mitarbeitern (1987) durchgeführt. Hierbei wurden 60 Patienten in die Analyse aufgenommen, wobei eine Behandlung mit KABI 2165 2 × 2500 Anti-Xa-Einheiten subkutan täglich verglichen wurde mit einer Plazebogruppe in einem Doppelblindversuch. Die Studie wurde mit zerebraler Computertomographie kontrolliert. Die Thrombosediagnose wurde mit dem Jodfibrinogentest durchgeführt und im positiven Fall durch eine Phlebographie bestätigt. In der mit dem niedermolekularen Heparin (KABI 2165) behandelten Gruppe kam es zu sechs Fällen von tiefen Venenthrombosen im Vergleich zu 15 Fällen in der Plazebogruppe (p = 0,05). In der KABI-2165-Gruppe fanden sich vier zerebrale Einblutungen im Vergleich zu zwei Einblutungen in der Plazebogruppe. In der KABI-2165-behandelten Gruppe kam es zu neun Todesfällen und in der Plazebogruppe zu vier Todesfällen. Wichtig ist den Autoren die Feststellung, daß sich zerebrale Einblutungen nur bei solchen Patienten fanden, die Blutdruckwerte über 150/90 mmHg beim Eintritt in die Studie aufwiesen. Die Autoren kommen aufgrund ihrer Ergebnisse zu der Schlußfolgerung, daß die Thromboseprophylaxe mit dem dort angewandten niedermolekularen Heparin bei normotensiven Patienten problemlos indiziert ist.

Zusammenfassung

18 bis 42% aller anämischen Hirninfarkte werden sekundär hämorrhagisch. Hirninfarkte infolge embolischer Gefäßverschlüsse (aus kardialer Quelle) werden häufiger sekundär hämorrhagisch als thrombotisch entstandene. Wird nach zerebralen Zirkulationsstörungen wegen der hohen Inzidenz venöser thromboembolischer Komplikationen (73% Venenthrombosen) eine Thromboembolieprophylaxe mit niedrig dosiertem Heparin durchgeführt, so wird dadurch nach neueren Untersuchungen zwar die Rate tiefer Venenthrombosen signifikant reduziert (von 72,7% auf 22,2%), die Zahl hämorrhagischer Ischämien wird jedoch dadurch nicht erhöht. Auch mit niedermolekularem, niedrig dosiertem Heparin kommt es zu einer Reduktion der venösen Thromboembolien, ohne daß vermehrt zerebrale Einblutungen bei diesen Patienten mit zerebralen Zirkulationsstörungen auftreten.

XVI. »Low-dose heparin« in der Geriatrie

Das höhere Lebensalter mit seiner verstärkten Blutungsneigung bei arteriosklerotisch veränderten Gefäßen (degenerative und trophische Gefäßwandschäden) stellt eine Indikation zur Behandlung mit niedrig dosiertem Heparin dar, da Blutungsneigung einerseits und Thromboseneigung andererseits im Sinne einer Dysregulation miteinander konkurrieren (Abb. 15), wobei das gehäufte Auftreten von Venenthrombosen, Myokardinfarkten und peripheren arteriellen Embolien anhand unseres Krankengutes zweifelsfrei zu registrieren war (Bruhn, Albert, Petermann 1977).

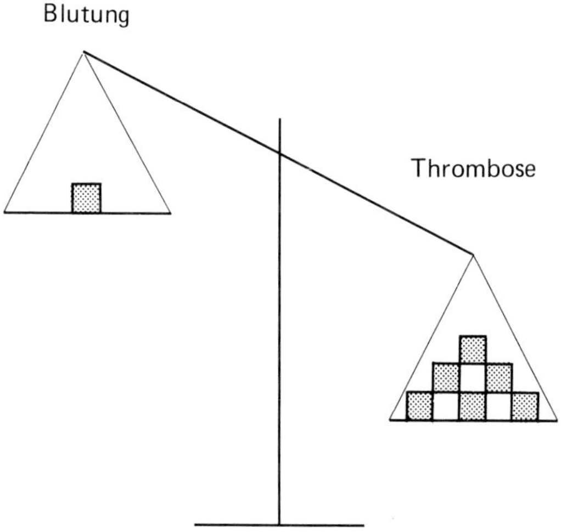

Abb. 15. Bildliche Darstellung der gestörten hämostaseologischen Regulation. Die Gewichte auf den Waagschalen symbolisieren die verschiedenen Risikofaktoren für das Auftreten sowohl von Blutungs- als auch von Thrombosekomplikationen. Besonders häufige Risikofaktoren für eine Thromboseneigung sind: Alter, Adipositas, orale Kontrazeptiva, Herzinsuffizienz, Flimmerarrhythmie, längere Bettlägerigkeit, Myokardinfarkt, chirurgische Eingriffe.

Der anamnestische Hinweis auf eine nach operativen Eingriffen, z. B. nach Prostataoperation, durchgemachte Lungenarterienembolie sollte ausreichen, um bei älteren Patienten eine antithrombotische Prophylaxe mit niedrig dosiertem Heparin durchzuführen. In solchen Fällen besteht eine unbedingte Indikation zur Antikoagulanzienprophylaxe, zumal mit dem niedrig dosierten Heparin das dabei entstehende Blutungsrisiko auch bei älteren Patienten praktisch vernachlässigt werden kann.

Das höhere Lebensalter ist somit keine Kontraindikation für eine Prophylaxe mit kleinen Heparindosen.

In einer Studie an 97 Patienten (Durchschnittsalter 82 Jahre) mit erhöhtem Lungenembolierisiko, die »low-dose heparin« erhielten, starben 4 Patienten, bei denen bei der Autopsie eine Lungenarterienembolie als Todesursache ermittelt wurde. Folgende Blutungskomplikationen wurden dabei in dem Kollektiv beobachtet: einmal Nasenbluten, einmal Blutungen im OP-Bereich, ein Hämatom an der Einstichstelle und einmal Teerstuhl (de Brito-Paiva, Borzykowski, Bouvier 1977).

XVII. Arterielle und venöse Thrombosen im Kindesalter

Arterielle und venöse Gefäßverschlüsse treten im Kindesalter hauptsächlich in der Neonatalperiode auf. Im Kleinkindes- und Schulalter sowie in der Adoleszenz sind Thrombosen ein selteneres Ereignis, um dann bei älteren Patienten wieder gehäuft vorzukommen. Treten Thrombosen ohne erkennbaren äußeren Anlaß bereits im Kindes- und Jugendalter auf, so ist in diesem Zusammenhang an eine angeborene oder erworbene Störung der Blutgerinnung zu denken und eine gerinnungsphysiologische Abklärung erforderlich (Nowak-Göttl et al. 1991). Bei den venösen Thrombosen sind Dehydratation sowie septischer Schock häufige Ursachen, darüber hinaus neonatale Asphyxie, nephrotisches Syndrom, zyanotische Herzfehler, Sichelzellanämie, systemischer Lupus erythematodes, bakterielle und virale Infektionen, Homozystinurie, Malignome, Lebererkrankungen usw. Bei den arteriellen Thrombosen sind Periarteriitis nodosa, systemischer Lupus erythematodes, septischer Schock, thrombotisch-thrombozytopenische Purpura, hämolytisch-urämisches Syndrom, nephrotisches Syndrom sowie auch Herzklappenersatz, zyanotische Herzfehler, Herzrhythmusstörungen, Kawasaki-Syndrom usw. ursächlich zu berücksichtigen.
Der homozygote Protein-C-Mangel, der schon in der Neonatalperiode mit Auftreten einer Purpura fulminans und disseminierten intravasalen Gerinnung tödlich enden kann, ist hier besonders zu erwähnen. Aber auch heterozygoter Mangel von Antithrombin III oder Protein C kann eine Erstmanifestation eines thrombotischen Gefäßverschlusses in jungen Jahren bewirken. Die gerinnungsphysiologische Abklärung dieser thrombotischen Ereignisse im Kindesalter erfordern die Durchführung eines »Thromboseprogrammes«. Dabei sind die Besonderheiten der Normalwerte für Gerinnungsparameter und Fibrinolysefaktoren im Kindesalter zu beachten! Dies gilt besonders für die Neonatalperiode, für die bis ins vierte Lebensjahr reichende niedrige Werte für Protein C dokumentiert wurden (Nardi et al. 1986). Für Protein S wurden noch bis zum 18. Lebensjahr erniedrigte Werte in der Normalbevölkerung gefunden (Nowak-Göttl et al. 1991). Der Zeitpunkt der durchgeführten Gerinnungsanalyse in

bezug zum stattgehabten thrombotischen Ereignis ist ein weiterer wichtiger Faktor. In der Akutphase werden häufig erniedrigte Spiegel für Antithrombin III und Thrombozyten gefunden, in der Erholungsphase findet man eine gesteigerte Thrombozytenaggregation, erhöhte Fibrinogen-Spiegel und erhöhte Werte für die Faktor-VIII-Aktivität und den von-Willebrand-Faktor (Nowak-Göttl et al. 1991). Aus diesem Grunde sind hämostaseologische Untersuchungen vor Zuordnung einer endgültigen Diagnose frühestens sechs Monate nach einem thrombotischen Ereignis aussagekräftig.

Die Therapie der Thrombosen dient neben der Thrombusentfernung der Verhütung weiterer Thrombosen und der Verhinderung des postthrombotischen Syndroms. Am besten wird dieses Ziel erreicht mit der frühzeitigen thrombolytischen Therapie, erst nach Versagen der Thrombolysetherapie oder bei Bestehen von Kontraindikationen kommen die Antikoagulation mit Heparin oder die Thrombektomie in Betracht (Nowak-Göttl et al. 1991).

Das seltene Krankheitsbild des thrombotischen Verschlusses im Kindesalter verpflichtet in jedem Fall zur Suche nach der auslösenden Ursache. Unabhängig von den schon angeführten Faktoren Antithrombin III, Protein C und Protein S sind weiterhin zu nennen: Heparin-Kofaktor II, α_2-Makroglobulin, t-PA und Lupus-Antikoagulanz sowie PAI. Auch eine Dysfibrinogenämie kann einmal ursächlich in Frage kommen, ebenso ein Plasminogenmangel.

Eine kompetente Synopsis zur Problematik »Thrombosen im Kindesalter« wurde kürzlich von Sutor im Rahmen eines Symposiums in Titisee bei Freiburg (21. und 22. Oktober 1990) erarbeitet. Sutor weist darauf hin, daß Thrombosen im Kindesalter als Rarität gelten, so daß sie in pädiatrischen Lehrbüchern erst gar nicht erwähnt werden. In der täglichen pädiatrischen Praxis jedoch ist evident, daß Thrombosen im Kindesalter dann doch nicht so extrem selten vorkommen wie bisher angenommen wurde. Eine kürzlich in der alten Bundesrepublik durchgeführte Umfrage an 243 Kinderkliniken bestätigte diese Annahme. Jede zweite Kinderklinik hatte mindestens eine schwergradige Thrombose oder Embolie innerhalb eines Jahres gesehen. Insgesamt wurde von 188 Thrombosen berichtet, davon 112 venöse, 57 arterielle und 19 disseminierte. Die aktuelle Zahl von Thrombosen dürfte weitaus höher liegen (Sutor 1990).

Die Antikoagulation mit Heparin im Kindesalter zeigt im Vergleich zur Lysetherapie weniger Blutungszwischenfälle aufgrund der bisher dokumentierten Daten. Absolute Kontraindikationen, sowohl für eine regulär als auch für eine niedrig dosierte Heparinbehandlung, sind Heparinallergie und akute zerebrale Blutungen im Kindesalter. Als relative Kontraindikationen haben im Kindesalter Glaskörperblutungen, schwere Retinopathie und alle Erkrankungen mit erhöhter Blutungsbereitschaft zu gelten, gegebenenfalls auch der Status einer Frühgeburt. Ebenso haben Operationen am zentralen Nervensystem oder am Auge, während der letzten zwei Wochen, sowie maligne arterielle Hypertonie als relative Kontraindikationen einer Heparinbehandlung im Kindesalter zu gelten.
Als Laboratoriumskontrolle sind die partielle Thromboplastinzeit (PTT) und die Plättchenzahl, gegebenenfalls die Thrombinzeit auch im Kindesalter heranzuziehen. Bei ungenügender PTT-Verlängerung ist die Art der Heparinapplikation zu überprüfen (Dosis, Zugang, Charge). Darüber hinaus sind in der Pädiatrie präanalytische Fehlerquellen besonders auszuschalten (Sutor 1990): die lange Lagerung des Zitratblutes als Vollblut, Blutabnahme aus einem Katheter, der Heparin enthält, angeronnenes Blut bei ungenügender Venenpunktionstechnik.

XVIII. Niedrig dosiertes Heparin in der Anästhesie. Thromboembolieprophylaxe und rückenmarksnahe Regionalanästhesie

Nach den aus der älteren Literatur vorliegenden Ergebnissen erzielt die niedrig dosierte Heparinprophylaxe auch im Bereich der Anästhesie eine Verringerung des Thromboembolierisikos. Eine Spinalanästhesie beinhaltet im Gegensatz zur Neurolept-Analgesie ein wesentlich geringeres Thromboembolierisiko. Dennoch ist auch bei Eingriffen in Regionalanästhesie grundsätzlich eine Indikation zur Thromboembolieprophylaxe mit niedrig dosiertem Heparin gegeben, nicht zuletzt aus der häufig resultierenden längeren anschließenden Bettlägerigkeit der betroffenen Patienten. Natürlich stellt in diesem Zusammenhang auch die niedrig dosierte Heparinprophylaxe ein potentielles Blutungsrisiko im Rahmen der Regionalanästhesie dar, besonders bei den rückenmarksnahen Anästhesietechniken. Die niedrig dosierte Heparinprophylaxe wird jedoch von Anästhesiologen weder als absolute noch als relative Kontraindikation für eine Regionalanästhesie angesehen (Nolte 1978 und Nolte 1979). Schöndorf und Weber (1980) berichteten darüber, daß Blutungskomplikationen auch bei Periduralanästhesie nicht vermehrt waren, wenn niedrig dosiertes Heparin entweder mit Dihydroergotamin oder Dextran kombiniert wurde. Kakkar (1980) sieht die Periduralanästhesie oder die Polytraumatisierung lediglich als relative Kontraindikationen einer Behandlung mit niedrig dosiertem Heparin an und empfiehlt, jeweils der klinischen Situation entsprechend abzuwägen, ob bei einem Patienten eine Thromboseprophylaxe mit niedrig dosiertem Heparin durchgeführt werden soll aufgrund einer erhöhten Thromboseneigung (Vorgeschichte!), oder ob die Heparinprophylaxe wegen eines erhöhten Blutungsrisikos unterlassen werden sollte.
Besonders in der Regionalanästhesie ist jedoch aus Sicherheitsgründen vor Einleitung der Anästhesie die Erstellung eines Gerinnungsstatus wünschenswert, der den Quick-Wert, die partielle Thromboplastinzeit (PTT) und die Thrombinzeit sowie die Thrombozytenzahl erfassen sollte. Sofern die angeführten Parameter signifikante Abweichungen im Sinne einer hämorrhagischen Diathese zeigen, ist die Einleitung einer niedrig dosierten

Heparinprophylaxe im Rahmen einer Regionalanästhesie kontraindiziert. In derartigen Fällen ist eine Allgemein-Narkose zu bevorzugen, da sie nicht das lokale Blutungsrisiko der Regionalanästhesie mit sich bringt.
Rückenmarksnahe Regionalanästhesie umfaßt sowohl die Spinalanästhesie, die einseitige Epidural- als auch die Katheter-Epiduralanästhesie. Diese Verfahren unterscheiden sich sowohl in der technischen Durchführung, den verwendeten Nadeln als auch hinsichtlich der Häufigkeit spezifischer Komplikationen. Dabei existieren bis heute keine verläßlichen Untersuchungen, daß blutungsbedingte Querschnittsläsionen nach rückenmarksnahen Regionalanästhesien häufiger auftreten als nach Allgemeinanästhesien (Tryba et al. 1989). Die epidurale Blutung mit Querschnittsläsion ist deshalb keine »typische« Komplikation der rückenmarksnahen Regionalanästhesie. Ein kausaler Zusammenhang mit der rückenmarksnahen Regionalanästhesie wird jedoch immer dann als sehr wahrscheinlich angenommen werden müssen, wenn sich das Hämatom in Höhe der Punktionsstelle befindet (Tryba et al. 1989).
Selbst in neuesten Lehrbüchern der Anästhesie wird die Durchführung von rückenmarksnahen Regionalanästhesien häufig noch als kontraindiziert angesehen, wenn eine Low-dose-Heparinprophylaxe durchgeführt wird. Diese Kontraindikationen werden auch heute noch von einem großen Teil der Anästhesisten beachtet. Auf der Basis einer mittlerweile jedoch mehr als zehnjährigen Erfahrung verschiedener Kliniken, die auch unter Low-dose-Heparinprophylaxe rückenmarksnahe Blockaden durchführten, und unter Berücksichtigung weltweit publizierter Untersuchungen formulierte 1989 eine Gruppe von Anästhesisten mit besonderen Erfahrungen in der Regionalanästhesie Empfehlungen zum Einsatz von rückenmarksnahen Regionalanästhesien unter der Thromboembolieprophylaxe mit Heparin (Tryba et al. 1989). Diese Empfehlungen berücksichtigen die Erfahrungen mit weit über 100000 rückenmarksnahen Blockaden unter Low-dose-Heparinprophylaxe.
Danach stellt die Low-dose-Heparinprophylaxe mit unfraktioniertem Heparin keine Kontraindikation für die Durchführung einer rückenmarksnahen Regionalanästhesie dar. Bei normalgewichtigen Patienten ohne klinische oder anamnestische Zeichen einer Leberfunktionsstörung oder Gerinnungsstörung, die in der

letzten Woche vor Durchführung der Blockade keine die Gerinnung beeinflussenden Medikamente eingenommen haben, sind nach einmaliger Gabe von 5000 I.E. unfraktioniertem Heparin subkutan zur Thromboembolieprophylaxe keine spezifischen Gerinnungsuntersuchungen erforderlich. Wird die niedrig dosierte Heparinprophylaxe schon seit mehreren Tagen durchgeführt, sollten in den letzten 24 Stunden vor Durchführung der Blockade zumindest die PTT und die Thrombozytenwerte kontrolliert werden (Tryba et al. 1989). Unter Beachtung dieser Vorsichtsmaßnahmen läßt sich keine erhöhte Gefahr von epiduralen Blutungen nach rückenmarksnahen Blockaden unter niedrig dosierter Heparinprophylaxe mit unfraktioniertem Heparin erkennen (Tryba et al. 1989).
Aufgrund der in manchen Studien mit niedermolekularen Heparinen berichteten erhöhten Rate von Blutungen wurde jedoch von seiten der Anästhesie in den letzten Jahren darauf hingewiesen, daß sich daher die Erfahrungen mit unfraktioniertem Heparin im Zusammenhang mit rückenmarksnahen Regionalanästhesien nicht ohne weiteres auf die niedermolekularen Heparine übertragen lassen. Der Einsatz rückenmarksnaher Regionalanästhesien unter einer Thromboseprophylaxe mit niedermolekularem Heparin ist nur unter besonderen Vorsichtsmaßnahmen gerechtfertigt und sollte möglichst unter kontrollierten Bedingungen erfolgen (Tryba et al. 1989). Danach sollte eine rückenmarksnahe Blockade, insbesondere eine Katheter-Epiduralanästhesie, nicht in engem zeitlichen Zusammenhang mit der Applikation von niedermolekularem Heparin erfolgen. Folgende Vorsichtsmaßnahmen sind im Hinblick auf den Einsatz von niedermolekularem Heparin bei rückenmarksnaher Regionalanästhesie empfohlen worden (Tryba et al. 1989):

1. Mit der Gabe von niedermolekularem Heparin wird erst etwa eine Stunde oder später nach Anlage der rückenmarksnahen Regionalanästhesie begonnen.
2. Am Operationstag wird unfraktioniertes Heparin eingesetzt.
3. Am Vorabend wird mit der Gabe von niedermolekularem Heparin in der niedrigst erhältlichen Dosis begonnen und die zweite Dosis am Abend des Operationstages verabreicht.

Natürlich ist in diesem Zusammenhang hinzuzufügen, daß bei Patienten, bei denen Thrombozytenaggregationshemmer angewendet werden, diese mindestens 8 Tage vor dem Operationster-

min abzusetzen sind. Beim Einsatz von Dextranen im Zusammenhang mit rückenmarksnahen Regionalanästhesien ist zu bedenken, daß die thrombozytenaggregationshemmende Wirkung von Dextranen 12 bis 18 Stunden anhält und durchaus zu einer Blutungsneigung führen kann. Daher ist die Bestimmung der subaqualen Blutungszeit vor Durchführung einer Regionalanästhesie nach vorangegangener Dextrangabe unverzichtbar. Die Auswirkungen von Hydroxyäthylstärke auf die Blutstillung sind deutlich geringer als bei den Dextranen. Liegen die Quick-Werte bei längerfristiger Behandlung mit Cumarinderivaten unter 40%, sollte deshalb auf rückenmarksnahe Regionalanästhesie verzichtet werden. Wenn unter einer solchen Situation aus medizinischer Indikation auf eine rückenmarksnahe Regionalanästhesie nicht verzichtet werden kann, erscheint die entsprechend exakte Gerinnungsanalyse einschließlich Einzelfaktorenanalyse (Faktor II, V, VII und X) unverzichtbar. Die Gabe eines entsprechenden Faktorenkonzentrats kann dann die Situation normalisieren.
Zusammenfassend läßt sich also feststellen, daß anhand einer sorgfältigen Anamnese jegliche Blutungsneigung auch familiärer Genese, aber auch jegliche Gabe von gerinnungshemmenden Medikamenten erfaßt werden muß, damit vor Einleitung einer Regionalanästhesie noch eine präzise Gerinnungsanalyse durchgeführt werden kann, um etwaige Blutungsneigungen noch rechtzeitig zu erfassen.

XIX. Disseminierte intravaskuläre Koagulation (»Verbrauchskoagulopathie«)

Der entscheidende pathogenetische Mechanismus bei der disseminierten intravaskulären Koagulation (D.I.C.), von Lasch als »Verbrauchskoagulopathie« bezeichnet, ist die Entstehung von Thrombin im zirkulierenden Blut mit der Konsequenz einer generalisierten Thrombosierung, die sich vorwiegend unter dem Bild von Mikrothromben etabliert, welche im Kapillarbereich anzutreffen sind und zu Mikrozirkulationsstörungen führen (Lasch et al. 1961, McKay 1964).

Die genannten Autoren haben auch schon frühzeitig auf die günstige Wirkung einer prophylaktischen Heparingabe auf den Verlauf einer D.I.C. hingewiesen (Übersicht bei Lasch und Heene 1975). Kuhn und Graeff (1969) konnten zeigen, daß eine intravenöse Heparingabe bei Patientinnen mit septischem Abort von prophylaktischem Wert ist und die Entstehung eines septischen Schocks verhindern kann. Im Gegensatz zur günstigeren prophylaktischen Heparinwirkung bei Syndromen, die erfahrungsgemäß durch eine disseminierte intravaskuläre Gerinnung kompliziert werden können, steht die im allgemeinen nur geringe oder sogar fehlende Wirkung einer Heparinbehandlung bei schon eingetretener akuter Verbrauchskoagulopathie. Lasch und Heene (1975) konnten keinen Einfluß der Heparintherapie auf die Mortalität der akuten Verbrauchskoagulopathie demonstrieren. Bei chronischen Verlaufsformen der disseminierten intravaskulären Koagulation, wie sie beispielsweise bei metastasierenden Tumoren auftreten, können nach eigenen Beobachtungen unter einer niedrig dosierten Heparintherapie die Zeichen der Verbrauchskoagulopathie im Sinne einer Besserung beeinflußt werden, ohne daß sich der klinische Zustand des Patienten in nennenswertem Umfang bessert (eigene Beobachtungen an 17 Patienten mit einem Tumorleiden unter einer niedrig dosierten Heparintherapie). Anhand eines retrospektiv ausgewerteten größeren Krankengutes zeigten Lasch und Heene, daß bei chronischer D.I.C. die Mortalität in der heparinbehandelten Gruppe 37%, in der unbehandelten Gruppe 44% betrug. Müller-Berghaus (1975) konnte in Tierversuchen zeigen, daß eine Heparinbehandlung den Ablauf einer D.I.C. an einzelnen Organen nur teilweise, oft gar nicht beeinflußt. Die experimentelle, vor allem aber auch die klinische Wirkung des Heparins bei Verbrauchskoagulopathien ist also noch umstritten (Lasch und Heene 1975, Straub 1975), was die Therapie der manifesten Verbrauchskoagulopathie betrifft. Der prophylaktische Wert des Heparins ist dagegen nicht zu bezweifeln.

XX. Niedrig dosiertes Heparin und Niereninsuffizienz

Bei zahlreichen Patienten mit Hüftkopfersatz, eingreifenden Prostata- oder anderen Operationen im Beckenbereich besteht eine charakteristische Problematik der Altersmedizin, daß nämlich die Mehrzahl dieser Patienten eine eingeschränkte Nierenfunktion aufweist. Es ist daher zu fragen, ob bei Niereninsuffizienz eine veränderte Heparinhalbwertszeit gegebenenfalls einen verminderten Thromboseschutz verursachen könnte (Bianchi, Koderisch, Andrassy 1984). Zur Klärung dieser Fragestellung wurden von den angeführten Autoren sieben Urämiker und sieben Nierengesunde mit niedrig dosiertem Heparin behandelt und die Plasma-Heparin-Aktivitätszeitprofile ermittelt. Gemessen wurde die Heparinspiegel mit einer Anti-Faktor-Xa-Methode und mittels Thrombinzeit. Bei Niereninsuffizienz waren sowohl die Spitzenkonzentrationen von Heparin als auch die Heparinspiegel zu unterschiedlichen Zeitpunkten niedriger als bei Nierengesunden. Die Antithrombin-III-Spiegel unterschieden sich nicht signifikant in beiden Gruppen während des Verlaufs der Untersuchung. Ein signifikanter Unterschied der Heparinspiegel zwischen Nierengesunden und Nierenkranken war dann nicht mehr nachweisbar, wenn die lokale Applikationsstelle vor Heparingabe mit Benzoylnikotinat hyperämisiert wurde. Daher wird eine lokale Resorptionsstörung von subkutan verabreichtem Heparin bei Urämikern postuliert. Die Angleichung der Heparinspiegel von Nierenkranken an Nierengesunde nach Hyperämisierung spricht dafür, daß eine lokale Vasokonstriktion für das unterschiedliche Verhalten der Heparinspiegel bei Nierenkranken und Nierengesunden mitverantwortlich sein könnte (Bianchi, Koderisch, Andrassy 1984). Es ist zu diskutieren, ob hierbei pathogenetisch der häufig bestehende Hypertonus dieser Patienten von Bedeutung ist. Die Pathophysiologie dieses Hypertonus ist durch eine periphere Vasokonstriktion gekennzeichnet (höhere Katecholamin-Spiegel im Urämiker-Serum als beim Nierengesunden). Die periphere Vasokonstriktion könnte somit Ursache für die verminderte lokale Resorption von Heparin sein. Eine weitere Möglichkeit wäre die Bindung von Heparin an die in

der Urämie nicht selten erhöhten Triglycerid-Spiegel (Bianchi, Koderisch, Andrassy 1984).
Für die klinische Praxis bedeutet dies, daß bei Niereninsuffizienz sogar höhere subkutane Heparindosen gegeben werden müßten als bei Nierengesunden, um vergleichbare Wirkspiegel zu erreichen (Bianchi, Koderisch, Andrassy 1984).

XXI. Hämodialyse (»Künstliche Niere«)

Der klinische Einsatz der »künstlichen Niere« ist ohne Heparinapplikation nicht möglich. Hierbei wird im allgemeinen eine regulär dosierte Heparingabe empfohlen, d. h., nach einer intravenösen Initialdosis von 5000 I.E. erhält der Patient so viel Heparin, daß eine Heparinkonzentration von ungefähr 1 I.E./ml Blut erzielt wird, eine Konzentration, die ausreicht, um Gerinnungsprozesse im Schlauchsystem der Dialyse-Apparatur zu verhindern (Nyman, Thurnherr und Duckert 1975). Neuerdings ist dieser regulären Heparindosierung bei der Hämodialyse ein Vorgehen mit niedrigeren Heparingaben entgegengestellt worden, welches allerdings eine optimale Steuerung erfordert, dann jedoch auch weniger Blutungskomplikationen hervorrufen soll. Danach soll in der Regel eine Dosis von ca. 1000 I.E. Heparin pro Dialysestunde ausreichen, um eine Gerinnung des Blutes im extrakorporalen Kreislauf zu verhindern, ohne daß Blutungskomplikationen bei entsprechenden Risikopatienten zu befürchten sind (Vogel und Kopp 1976); ein Vorgehen, dessen Signifikanz noch durch weitere Arbeitsgruppen zu bestätigen ist.
Zur Verhinderung von Shunt-Thrombosen sind auch zusätzlich zum Heparin Thrombozytenfunktionshemmer empfohlen worden: Azetylsalizylsäure, Dipyrimadol sowie Ticlopidine. Es gibt verschiedene Studien, welche einen guten Erfolg der angeführten Aggregationshemmer bei der Verhinderung von Shunt-Thrombosen dokumentieren. Zusammenfassend kann gesagt werden, daß bei Patienten, die für die Hämodialyse auch heute noch einen Kunststoff-Shunt benötigen, die chronische Verabreichung von entweder Aspirin oder Sulfinpyrazon eine vernünftige Thromboseprophylaxe darstellt. Der »problemlose« Shunt erfordert keine antithrombotische Prophylaxe, zumal im Rahmen der Dialyse dreimal wöchentlich schon eine Heparinprophylaxe erfolgt.

XXII. Ambulante Applikation von niedrig dosiertem Heparin durch niedergelassene Ärzte. Selbsttherapie von Patienten

Es wäre falsch, die antithrombotische Prophylaxe mit niedrig dosiertem Heparin lediglich auf den klinischen Bereich beschränken zu wollen. Einer solchen Konzeption widerspricht die bekannte Tatsache, daß besonders im Tätigkeitsbereich der praktizierenden Ärzte zahlreiche Indikationen für eine Applikation von niedrig dosiertem Heparin gegeben sind:

Behandlung chronisch bettlägeriger und älterer Patienten, die sich nicht in eine Klinik einweisen lassen wollen,

Behandlung von Patienten mit interkurrenten Infekten und Pneumonien, die zwar bettlägerig und therapiebedürftig, jedoch nicht so schwer krank sind, daß sie einer stationären Einweisung bedürfen,

Betreuung von Patienten, bei denen aus sozialen Gründen die stationäre Aufnahme erschwert ist.

An diesen wenigen Beispielen soll demonstriert werden, daß besonders der niedergelassene Arzt für die Durchführung einer Thromboseprophylaxe unter ambulanten bzw. hausärztlichen Bedingungen verantwortlich sein kann. Auch hier wird die übliche Dosierung zu wählen sein:

Entweder achtstündlich 5000 I.E. Heparin subkutan (d.h. 3 × 5000 I.E. in 24 Stunden subkutan) oder zwölfstündlich 5000 I.E. Heparin subkutan (d.h. 2 × 5000 I.E. Heparin in 24 Stunden subkutan). Die Applikation des subkutanen Heparins kann in derartigen Fällen entweder durch den Hausarzt erfolgen, der den (gehfähigen bzw. mobilisierten) Patienten ambulant zu sich bestellt oder den (bettlägerigen, d.h. immobilisierten) Patienten in seinem Hause aufsucht. Sofern die dadurch für den niedergelassenen Arzt entstehende Belastung zu groß wird, kann in gleicher Weise die Gemeindeschwester zur Durchführung der subkutanen Injektionen eingeschaltet werden. Schließlich ist – besonders bei Durchführung einer Langzeitprophylaxe – auch die Möglichkeit der Selbsttherapie in Erwägung zu ziehen, d.h., der Patient appliziert sich das niedrig dosierte Heparin selbst subkutan. Voraussetzung hierfür ist, daß der Patient zuverlässig und kooperativ ist, und daß er die nötige Sehtüchtigkeit und

Geschicklichkeit besitzt; Voraussetzungen, von denen sich der behandelnde Arzt vor Einleitung einer solchen Selbstprophylaxe überzeugen sollte. Es ist jedoch nicht einzusehen, warum Patienten mit einem Diabetes mellitus sich das Insulin selbst injizieren können, die Behandlung mit niedrig dosiertem Heparin dagegen ein Tabu für die Selbstprophylaxe darstellen sollte. Sofern also ein Patient alle vorangehend genannten Voraussetzungen zur Selbsttherapie erfüllt, kann er durchaus dazu angehalten werden, nach Einweisung in die entsprechende subkutane Injektionstechnik (vergleiche dort) die Injektion bei sich selbst vorzunehmen. Bei der Einweisung ist die Notwendigkeit einer optimalen Injektionstechnik zur Gewährleistung eines effizienten antithrombotischen Effekts besonders hervorzuheben.

XXIII. Dosierung und Applikationsformen

Heparin eignet sich zur subkutanen oder intravenösen Injektion. Im Rahmen der regulär und hochdosierten Heparinbehandlung erzielt man bei der Intervalltherapie mit intravenösen Einzelinjektionen unmittelbar nach der Injektion ein kurzes Wirkungsmaximum mit ausgeprägter Gerinnungshemmung. Aufgrund der kurzen Halbwertszeit des Heparins setzt jedoch relativ rasch ein Wirkungsrückgang ein, so daß sich schon nach wenigen Stunden die Gerinnungsfähigkeit des Blutes wieder normalisiert. In der Phase der normalisierten Gerinnungsfähigkeit des Blutes nach Heparininjektion können sogar gelegentlich im Thrombelastogramm Hinweise auf eine erhöhte Gerinnungsneigung mit Verbreiterung der Maximalamplitude gefunden werden (Dürr, Egbring und Malchow 1973). Diese Nachteile schwankender Heparinspiegel, wie sie bei der Intervalltherapie beobachtet werden, lassen sich durch eine kontinuierliche Infusionstherapie vermeiden. Eine sorgfältige Kontrolle der Lage der Infusionskanüle und der Infusionsgeschwindigkeit (Infusionspumpe!) ist bei dieser Applikationsweise von entscheidender Bedeutung.

Bei der Prophylaxe mit niedrig dosiertem Heparin wird im allgemeinen eine subkutane Applikation bevorzugt, und zwar in einer Dosierung von dreimal täglich 5000 I.E. Heparin, d.h. achtstündlich 5000 I.E. Heparin streng subkutan injiziert. Neuerdings wird eine Dosierung von zweimal täglich 7500 I.E. unfraktioniertes Heparin, d.h. zwölfstündlich 7500 I.E. Heparin, subkutan injiziert, empfohlen. Dabei hat sich in den letzten Jahren zunehmend eine Differenzierung der Dosierung nach den Indikationsbereichen Allgemeinchirurgie, Orthopädie und Innere Medizin bewährt (Tabelle »Dosierung zur Thromboembolieprophylaxe«). Wie hierbei ersichtlich wird, beträgt grundsätzlich die Basisdosis 200 I.E. Heparin/24 Stunden/kg Körpergewicht. Zwei Stunden präoperativ genügt die Dosis von 5000 I.E., Liquemin® N in den Bereichen Orthopädie und Allgemeinchirurgie. Am 2. postoperativen Tag wird dann in der Allgemeinchirurgie eine Dosis von 3 × 5000 I.E. oder von 2 × 7500 I.E. Liquemin® N subkutan appliziert. In der Orthopädie ist wegen der besonders nach Hüftoperationen erhöhten Thromboemboliefrequenz eine Dosierung von 3 × 7500 I.E. Liquemin® N täglich

Tab. 5. Dosierung zur Thromboembolieprophylaxe (~200 I.E. Heparin/24 Stunden/kg Körpergewicht).

Bewährt hat sich dabei folgendes Schema:

	Allgemein-chirurgie	Orthopädie	Innere Medizin
Operations- und 1. postoperativer Tag 2 Std. präoperativ und in 8stündlichen Intervallen	5000 I.E. Liquemin® N	5000 I.E. Liquemin® N	
Ab 2. postoperativem Tag	3× 5000 I. E. oder 2× 7500 I. E. Liquemin® N	3×7500 I. E. Liquemin® N	
			3× 5000 I. E. oder 2× 7500 I. E. Liquemin® N
Dauer der Prophylaxe:	Bis der Patient vollständig mobilisiert bzw. entlassen ist.		

anzustreben. In der Inneren Medizin genügen 3 × 5000 I.E. oder 2 × 7500 I.E. Liquemin® N. Bei Schlaganfällen wird in unserer Arbeitsgruppe im allgemeinen eine tägliche subkutane Dosierung von 2 × 5000 I.E. Liquemin® N bevorzugt (d.h. eine zwölfstündliche Applikation).

Die hier angegebenen Standarddosierungen gelten unter dem Gesichtspunkt einer für die Organisation im Krankenhaus besseren Praktikabilität, d.h., aus organisatorischen Gründen sollte im allgemeinen Klinikbetrieb die hier empfohlene Standarddosierung gewählt werden. Das heißt jedoch nicht, daß nicht im Einzelfall eine individuell angepaßte Dosierung Vorteile zu bieten hat (vgl. weiter unten die körpergewichtsbezogene Heparindosierung nach Tilsner und Müller). Auch kann bei anamnestisch bekannter erhöhter Thromboemboliefrequenz schon von Beginn der Prophylaxe an eine höhere Dosierung, z.B. 3 × 7500 I.E. Liquemin® N täglich, erforderlich sein, weil aufgrund besonderer Risikofaktoren die übliche Standarddosierung nicht ausreichen würde. Daraus folgt, daß grundsätzlich in der antithrombotischen Prophylaxe jegliche Heparindosierung risikobezogen erfolgen muß! Bei erhöhtem Risiko, beispielsweise in der Orthopädie nach Hüftoperationen, ist also eine entsprechend höhere Dosierung (von dreimal 7500 I.E. Heparin) erforderlich. Optimal wäre in diesem Zusammenhang, besonders auch bei der Durchführung entsprechend kontrollierter Studien zu diesem Thema, wenn sich die Heparindosierung an der aktuellen Höhe der jeweils kontrollierten Thrombin-Marker (TAT, F1 + 2) orientieren würde.

Damit kommen wir zu der grundsätzlichen Aussage, daß die niedrig dosierte Heparinprophylaxe in jedem Fall nur einen relativen, jedoch niemals einen absoluten Schutz gegen das Auftreten thromboembolischer Komplikationen darstellt. Das liegt an der Problematik jeder antithrombotischen Prophylaxe durch gerinnungshemmende Medikamente, daß nämlich nicht nur das Gerinnungssystem, sondern auch andere thrombogenetische Mechanismen im Spiel sind, wie z.B. Herzinsuffizienz, Polyglobulie usw. (vgl. Kapitel V: Das Thromboembolierisiko). Es werden daher durch eine gerinnungshemmende Prophylaxe lediglich die durch das Gerinnungssystem bedingten thrombogenetischen Faktoren reduziert werden, die anderen thrombogenetischen Faktoren wie Herzinsuffizienz, Polyglobulie, Herzrhythmusstörungen, Thrombozytose erfordern den Einsatz anderer Maßnahmen.

Eine optimale Injektionstechnik ist bei der subkutanen Applikationsform wünschenswert (Griffith und Boggs 1964): Unnötige Verletzungen der Haut und des subkutanen Fettgewebes im Injektionsbereich durch unsachgemäßes Vorgehen (mehrfaches Einstechen) sind zu vermeiden. Es sollten möglichst kleinkalibrige Nadeln zur Anwendung kommen (Injektionsnadeln der Größe Nr. 17). Als Injektionsort ist der Bereich der Bauchhaut zwischen Nabel und Crista iliaca besonders geeignet (Abb. 16). Nach neueren Untersuchungen (Briel et al. 1981) treten bei der Injektion von Heparin in den Oberarm signifikant weniger Hämatome auf als bei der Injektion in den Oberbauch. Eine Hautfalte wird zwischen Daumen und Zeigefinger der linken Hand gefaßt und ohne Anwendung von Gewalt angehoben. Die Injektionsnadel ist im rechten Winkel zur Haut einzustechen und im gleichen Winkel wieder zurückzuziehen. Verschiedene Her-

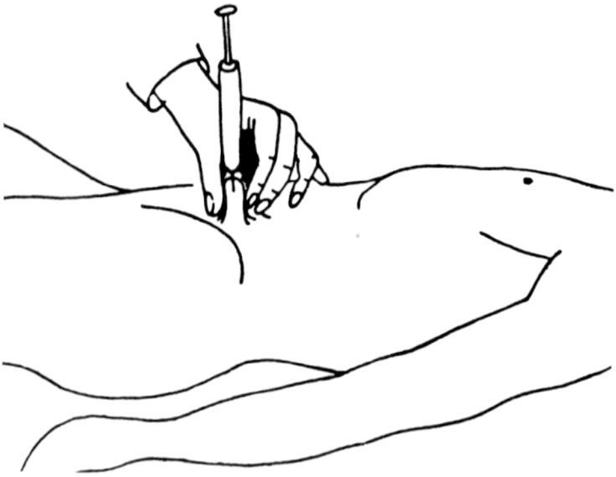

Abb. 16. Injektionstechnik bei der Applikation von niedrig dosiertem Heparin: Der günstigste Injektionsort liegt im Bereich der Bauchhaut zwischen Nabel und Crista iliaca. Nach Anheben einer Hautfalte zwischen Daumen und Zeigefinger der linken Hand (ohne die Falte zu pressen!) erfolgt die Injektion nach vollständigem Einstechen der Spezialkanüle.

steller produzieren eine Fertigspritze, welche die für die einmalige subkutane Applikation erforderliche Dosis enthält – (z.B. Hoffmann-La Roche Liquemin® N 5000 Fertigspritze bzw. Liquemin® N 7500 Fertigspritze).

Wenn auch die subkutane Applikationsform in den meisten klinischen Studien als Standardmethode der Behandlung mit niedrig dosiertem Heparin bevorzugt wurde, so möchten wir an dieser Stelle eine weitere alternative Möglichkeit zur Diskussion stellen, die sich bei uns besonders in der Intensivmedizin bewährt hat. Da das dort behandelte Krankengut im allgemeinen eine Dauerinfusion schon aus dem Grunde erhält, daß für intensivmedizinische Maßnahmen sofort ein Venenweg zur Verfügung steht, stellt es in diesen Fällen sowohl für das Pflegepersonal als auch für den Patienten eine geringere Belastung dar, wenn die niedrige Dosis des zuzuführenden Heparins in Form der Dauerinfusion verabreicht wird (15000 bis maximal 20000 I.E. Heparin in 24 Stunden, beispielsweise in Ringer-Lösung, die der kardialen Situation entsprechend in einem Volumen von 250 ml oder 500 ml, aber auch weniger, mit der Infusionspumpe zugeführt wird). Die gerinnungshemmende Wirkung einer solchen intravenösen niedrig dosierten Heparinprophylaxe ist etwas ausgeprägter als bei ausschließlich subkutaner Applikation (vgl. XII: Erfordert die Behandlung mit niedrig dosiertem Heparin eine Laborkontrolle?). Die Möglichkeit einer Blutungsneigung muß also eher in Betracht gezogen werden, wenn sie auch im Vergleich zur regulären Heparindosierung zu vernachlässigen ist. Bailey berichtete kürzlich über eine signifikante Abnahme der Katheterinfektionen und dadurch bedingten septischen Prozesse im Rahmen der parenteralen Ernährung bei Einsatz einer niedrig dosierten intravenösen Heparingabe.

Eine weitere Indikation zur intravenösen Dauerinfusion niedrig dosierten Heparins besteht in der Gefäßchirurgie. Nach gefäßchirurgischen Eingriffen ist eine antithrombotische Reobliterationsprophylaxe erforderlich: Hierzu eignet sich vor allem eine intravenöse Langzeitinfusion mit beispielsweise 20000 I.E. Heparin über 24 Stunden. Eine schwerere Blutungsneigung entsteht bei diesem Vorgehen im allgemeinen nicht, dagegen kann auf diese Weise aufgrund der eigenen Erfahrungen, die in Zusammenarbeit mit den Kieler kardiovaskulären Chirurgen gemacht wurden (Prof. Bernhard, Prof. Regensburger), eine frische thrombotische Reobliteration zwar nicht immer mit an Sicherheit grenzender Wahrscheinlichkeit, jedoch im allgemeinen mit genügender Verläßlichkeit verhindert werden.

Eine neue Applikationsform des Heparins ist mit der intrapulmonalen bzw. intrabronchialen Heparinapplikation untersucht worden. Erstmals berichteten Jaques et al. (1976) über diese Möglichkeit. Es erfolgten weitere klinische Erprobungen und Erfahrungsberichte (Eberle 1977, Gastpar 1981). Die Untersuchungen weisen darauf hin, daß intratracheal-bronchial appliziertes Heparin vom Respirationsepithel der Trachea, der Bronchien und der Alveolen resorbiert wird und zu einer therapeutisch nutzbaren, depotartigen Gerinnungshemmung führt, die eine antithrombotische Prophylaxe in gleicher Weise zu gestatten scheint wie eine subkutane Applikation. Weitere klinische Untersuchungen sind jedoch unbedingt erforderlich, um den Stellenwert und die Frage der Handhabung von Heparin-Aerosol-Inhalationen im Vergleich zur subkutanen Applikation zuverlässig zu charakterisieren.

Der Standarddosierung von täglich 3 × 5000 I.E. Heparin ist anhand sorgfältiger biochemischer Analysen zum Vorwurf gemacht worden, daß sie bei höherem Körpergewicht keinen genügenden Heparineffekt mehr erzielt (Tilsner und Müller 1979). Es wurde daher eine am Körpergewicht orientierte Erhöhung der Heparindosis vor allem bei übergewichtigen Patienten empfohlen, welche klinisch die meisten thromboembolischen Komplikationen aufwiesen (Tilsner und Müller 1979). Eine derartige individuelle Korrektur der Dosis des niedrig dosierten Heparins ist sicher in allen jenen Problemfällen, bei denen ein erhöhtes thromboembolisches Risiko bekannt oder zu erwarten ist, zu begrüßen. Dadurch wird zweifelsfrei eine Optimierung der Behandlung mit niedrig dosiertem Heparin erreicht. Weiterhin ist unseres Erachtens zu fragen, ob sich die Heparindosierung nicht auch am Antithrombin-III-Spiegel orientieren sollte. Da bei Erniedrigungen des Antithrombin-III-Spiegels auf unter 17 mg/dl eine erhöhte Heparintoleranz vorliegt, sollte sich die Heparindosis auch am Antithrombin-III-Spiegel orientieren (vgl. Abschnitt XI). Ein derartiges Vorgehen – und das muß abschließend besonders hervorgehoben werden – sollte nur für Problemfälle reserviert bleiben; generell soll eine entsprechende Modifizierung der Behandlung mit niedrig dosiertem Heparin nicht empfohlen werden. Für die genannten Problemfälle ist die Erhöhung der Standarddosis auf täglich 3 × 7500 I.E. Heparin subkutan zu erwägen. Allerdings wird auch eine Erhöhung der Heparindosis letztlich nicht effizient sein können, wenn das Blut zu wenig Antithrombin III enthält oder die Anti-Heparin-Aktivität des Blutes erhöht ist. Letzteres wird durch den Plättchenfaktor 4 bewirkt, kann aber auch bei Hyperfibrinogenämie vorkommen.

Kalziumheparinat und Natriumheparinat sind klinisch gleichwertig wirksam. Es besteht kein Grund zur Annahme, daß die eine Heparinatform gegenüber der anderen irgendwelche klinisch relevanten Vorteile bietet. Auch sind die geringen Nebenwirkungen der beiden Heparinformen ähnlich (Segesser u. Gruber 1977). Thomas et al. (1976) zeigten allerdings, daß eine bestimmte Dosis Natriumheparinat, subkutan appliziert, deutlich höhere Blutplasmaspiegel an Heparin induziert, als die gleiche Dosis Kalziumheparinat. Dieser Unterschied besteht jedoch nur nach subkutaner und nicht nach intravenöser Applikation. Darüber hinausgehend kommt Messerschmidt (1980) zu der Schlußfolgerung, daß eine optimale Ionenbeladung von entscheidender Bedeutung für den therapeutischen Einsatz von Heparin ist. Aufgrund seiner Befunde vertritt dieser Autor den Standpunkt, »daß das Kalziumheparin wegen seiner unzureichenden Bioverfügbarkeit für alle Anwendungsformen abzulehnen ist«.

XXIV. Kombination von Heparin mit Dihydroergotamin und von Heparin mit Azetylsalizylsäure

Die Frage, ob die niedrig dosierte Heparinbehandlung mit einer gleichzeitigen Gabe von Dihydroergotamin kombiniert werden soll, war Gegenstand lebhafter Diskussionen. Dabei soll dem Dihydroergotamin auf die venöse Stase ein wichtiger zusätzlicher Einfluß zukommen. Die Wirkung des Dihydroergotamins ist bei jüngeren Probanden schwerer nachweisbar als bei älteren Patienten und bei wiederholter Applikation nicht sicher reproduzierbar (Tilsner, Basler Antikoagulanziensymposion, 1979). Besonders ist darauf zu achten, daß Dihydroergotamin in seiner parenteralen Anwendung kontraindiziert ist bei der koronaren Herzkrankheit (Ruheangina, Herzinfarkt in der Anamnese), arterieller Verschlußkrankheit, Schock, Sepsis und in der Schwangerschaft. Als weitere unerwünschte Nebenwirkung bei Kombination von Heparin mit Dihydroergotamin ist der Ergotismus anzuführen, der von verschiedenen Autoren beobachtet worden ist (Paquet 1982, Van den Berg et al. 1982, Schneck und Tempel 1983, Gatterer 1986). Außerdem ist sogar über das Auftreten eines Myokardinfarktes unter Ergotamin-Medikation bei einem Jugendlichen mit normalen Koronararterien berichtet worden (Mühlberger et al. 1983). Auch Meissner und Meiser (1980) berichten über kardiale Komplikationen unter dem Kombinationspräparat. Angesichts der angeführten Mitteilungen sah sich der Bundesverband deutscher Internisten in seinem Rundschreiben vom 20. Juli 1982 veranlaßt, darauf hinzuweisen, daß bei Applikation von Heparin-Dihydergot vor Durchblutungsstörungen mit tödlichem Ausgang gewarnt werden muß. Der Arzneimittelbrief (Juli 1982) beschreibt in gleicher Weise den Ergotismus als wichtige Komplikation in der medikamentösen Thromboembolieprophylaxe mit Heparin-Dihydergot. Nach Kakkar et al. (1979) stellt die Kombination von Dihydroergotamin und Heparin eine wirksame Form der Prophylaxe bei Patienten mit totalem Hüftgelenkersatz dar. Nach Koppenhagen und Häring (1981), die einen Vergleich zwischen Heparin-Dihydergot und dem klassischen »Low-dose-heparin«-Regime durchführten, erwiesen sich beide Verfahren als ebenbürtig antithrombotisch wirksam.

Allerdings soll durch den Dihydergot-Zusatz das Heparin-bedingte Blutungsrisiko der Thromboseprophylaxe signifikant vermindert werden (Koppenhagen und Häring 1981). Zur Frage der durch Dihydergot bei Koronarinsuffizienz auslösbaren Stenokardien wird nicht Stellung genommen. Zu bedenken ist in der Diskussion über das Dihydroergotamin außerdem, daß es eine grundsätzlich andere Pharmakokinetik aufweist als das Heparin und eine andere Wirkungsdauer. Colditz et al. (1986) analysierten die Thromboseraten von randomisierten Studien und kamen zu dem Ergebnis, daß die Thromboserate unter Heparin auf 9,6% und unter der Kombination auf 9,9% gesenkt werden konnte.
Zum 1.4.1987 hat der Hersteller auf die Zulassung des Kombinationspräparates verzichtet. Nach Angaben aus dem Bundesgesundheitsblatt Nr. 30 ist dies die Schlußfolgerung aus Publikationen und Ermittlungen des BGA zur Häufigkeit schwerer vasospastischer Komplikationen.
Die Kombination von Heparin und Azetylsalizylsäure ist aufgrund theoretischer Vorstellungen und positiver praktischer Erfahrungen zwar ebenfalls empfohlen worden (Loew et al. 1977, Vinazzer et al. 1980), sie hat auch tatsächlich einen gesteigerten antithrombotischen Effekt, jedoch treten dabei häufiger Blutungskomplikationen auf. Auch hier fehlen bisher größere randomisierte und vergleichende Untersuchungen zwischen niedrig dosiertem Heparin allein und kombinierter Applikation.

XXV. Kontrolle des Überganges von Heparin auf Cumarin

In den Fällen, in denen im Anschluß an eine Heparinbehandlung – auch im Anschluß an eine niedrig dosierte Heparinbehandlung – eine Cumarinprophylaxe durchgeführt werden soll, ist eine Kontrolle des Gerinnungsstatus beim Übergang von Heparin auf Cumarin zweckmäßig. Während die Überwachung der niedrig dosierten Heparingabe mit Hilfe der oben angeführten Testmethoden (chromogenes Substrat, Thrombinzeit unter Verwendung einer niedrig konzentrierten Thrombinlösung) erfolgt, wird die einsetzende Cumarinwirkung am besten durch isolierte Bestimmung des Gerinnungsfaktors II erfaßt. Sobald der Gerinnungsfaktor II 30% beträgt, kann die gleichzeitige Heparinbehandlung abgebrochen werden, und die weitere Prophylaxe erfolgt nur noch mit Cumarin. Sofern eine derartige Einzelfaktorenanalyse nicht zur Verfügung steht, kann die im Quick-Wert eintretende Überlagerung der Cumarinwirkung durch die gleichzeitige Heparinwirkung dadurch ausgeschaltet werden, daß eine gegenüber Heparin weitgehend unempfindliche und nur die Cumarinwirkung anzeigende Quick-Wert-Bestimmungsmethode eingesetzt wird (Hepato-Quick der Firma Boehringer, Mannheim; Thromborel S der Firma Behring, Marburg/Lahn).

XXVI. Verträglichkeit, Nebenwirkungen und Toxizität

Die Toxizität von Heparin ist gering, entsprechend gereinigt aufbereitete Heparinpräparate werden vom Menschen im allgemeinen gut vertragen (nach Crafoord und Jorpes kommt auf 30000 Heparininjektionen nur ein Zwischenfall). Als Nebenwirkungen sind hämorrhagische Komplikationen infolge Überdosierung, thromboembolische Rezidivkomplikationen infolge Unterdosierung, Unverträglichkeitserscheinungen und anderweitige Nebenwirkungen bei längerer Anwendung zu diskutieren (Gastpar 1977). Unverträglichkeitserscheinungen (Kopfschmerzen, Übelkeit, vegetative Sensationen, Pruritus und rheumatoide Schmerzen) finden sich bei der Behandlung mit niedrig dosiertem Heparin äußerst selten, d.h. noch viel seltener als bei regulärer Heparindosierung (im eigenen Material war bei 1800 Patienten in den letzten drei Jahren lediglich in einem Fall eine derartige Unverträglichkeit zu diskutieren). Eine durch Heparin induzierte milde Thrombozytopenie ist auf die Fähigkeit von Heparin zurückzuführen, über verschiedene Mechanismen die Plättchenaggregation auslösenden Ursachen zu verstärken. Auf diese Weise entsteht jedoch im allgemeinen nur eine milde Thrombopenie. Im Gegensatz dazu wird eine schwere Thrombopenie in den meisten beschriebenen Fällen immunologisch ausgelöst. Daher muß die Plättchenzahl bei Patienten, die Heparin länger als vier Tage lang erhalten, gelegentlich überwacht werden. Bei Entstehen einer Thrombozytopenie ist das Heparin abzusetzen. Eine auf Heparin zurückzuführende immunologisch ausgelöste Thrombozytopenie wurde in einem klinischen Fall beobachtet und publiziert (Trowbridge et al. 1978). Dabei konnte gezeigt werden, daß Immunglobulin G (IgG) des Patienten eine Plättchenaggregation in normalem plättchenreichen Plasma hervorrief, sobald Heparin aus Rinderlunge diesem Plasma zugesetzt wurde. Eine häufige, harmlose Nebenwirkung einer längeren Heparinbehandlung ist ein meist wenig ausgeprägter, temporärer, immer reversibler Haarausfall bei 5–40% der Patienten (Thomascheck 1955, Stamm 1965). Selten sind auch die folgenden weiteren Nebenwirkungen zu beobachten (Jaenecke 1991): Gelegentliche Temperaturanstiege und Urtikaria, abdominelle

und kolitische Beschwerden, Symptome im Sinne eines Asthma bronchiale oder eines Quincke-Ödems.
Eine hochdosierte Heparinbehandlung, die länger als sechs Monate anhält, kann Knochenveränderungen im Sinne einer Osteoporose herbeiführen (Griffith et al. 1965), vereinzelt treten dabei sogar Spontanfrakturen auf. Als mögliche Ursache wird eine durch Heparin induzierte Entionisierung des Blutkalziums mit konsekutiver Knochenentkalkung diskutiert (Jorpes 1971, Regelson 1968). Ob allerdings Skelettveränderungen von Patienten, die wegen einer Niereninsuffizienz chronisch hämodialysiert werden müssen, zumindest teilweise Ausdruck langzeitiger Heparinbehandlung oder vorwiegend Hinweis auf sekundären Hyperparathyreoidismus bei chronischer Niereninsuffizienz sind, müßte im Einzelfall genauer analysiert werden.
Bezüglich möglicher Blutungsnebenwirkungen während der Behandlung mit niedrig dosiertem Heparin weist Duckert (1983) darauf hin, daß die Thrombinzeit und die partielle Thromboplastinzeit (PTT) in 29% der Fälle verlängert waren, und daß dementsprechend bei 16,9% der Patienten unter niedrig dosiertem Heparin Nebenwirkungen in Form von Blutungen auftraten.
In eigenen Untersuchungen stellte sich heraus, daß während der Applikation von niedrig dosiertem Heparin verschiedene Blutungskomplikationen auftreten können:
Augenhintergrundblutungen bei Fundus hypertonicus, zerebrale Blutungen bei vorbestehender Enzephalomalazie, Lungenblutungen bei Pneumonien und Lungenkarzinomen, Nierenblutungen bei Urolithiasis, Glomerulonephritis und Nierenkarzinom, Magen-Darm-Blutungen bei Magenulkus, -karzinom sowie bei Kolonkarzinom, Colitis ulcerosa, bei Perikarditis und so weiter.
Es ist jedoch bei diesen Blutungskomplikationen immer wieder danach zu fragen, ob es sich tatsächlich um eine durch das niedrig dosierte Heparin hervorgerufene Blutungsneigung handelt, oder ob es sich um Blutungen handelt, die aufgrund der angeführten lokalen Blutungsursachen auch ohne Applikation des niedrig dosierten Heparins aufgetreten wären. Diese Frage war in den eigenen Untersuchungen im Einzelfall häufig kaum zu entscheiden. Zweifellos gibt es Krankheiten, bei denen eine regulär oder höher dosierte Heparinbehandlung kontraindiziert, eine Behandlung mit niedrig dosiertem Heparin jedoch noch vertretbar ist. Das beste Beispiel hierfür bietet die Enzephalomalazie, die nach

eigenen Untersuchungen (Bruhn 1983) und nach den Ergebnissen anderer Autoren (Wenig und Wenzel 1980) unter einer Behandlung mit niedrig dosiertem Heparin keine Zunahme roter Erweichungen im Sinne der Einblutung in eine Enzephalomalazie aufweist. Im allgemeinen ist das Blutungsrisiko bei Applikation von niedrig dosiertem Heparin aufgrund seiner Seltenheit und im allgemeinen auch geringen klinischen Relevanz zweitrangig im Vergleich zur Vermeidung thromboembolischer Komplikationen im Interesse der Erhaltung des Lebens (Bruhn 1983, Kausch 1983).

XXVII. Maßnahmen bei Nebenwirkungen der Behandlung mit niedrig dosiertem Heparin

Bei allen gefährlichen oder gar lebensbedrohlichen Blutungskomplikationen während einer »Low-dose-heparin«-Behandlung ist diese abzubrechen und das zirkulierende Heparin durch Gabe von Protaminhydrochlorid zu inaktivieren. Hierfür steht Protaminhydrochlorid in verschiedenen Konzentrationen zur Verfügung (Protamin 1000 Roche® zur i.v. Injektion; 1 ml neutralisiert 1000 I.E. Heparin. Protamin 5000 Roche® zur i.m. Injektion; 1 ml neutralisiert 5000 I.E. Heparin). Die Dosierung von Protaminhydrochlorid als Antidot gegen Heparin sollte, soweit möglich, der zu neutralisierenden Heparinmenge ungefähr angepaßt werden, da im Überschuß injiziertes Protaminhydrochlorid seinerseits durch eine gerinnungshemmende Wirkung eine hämorrhagische Diathese induzieren kann.

XXVIII. Kontraindikationen der Behandlung mit niedrig dosiertem Heparin

Die für eine regulär dosierte tägliche Heparingabe von 30000 bis 50000 I.E. geltenden Kontraindikationen können für die Behandlung mit niedrig dosiertem Heparin nicht in gleicher Weise übernommen werden. Allerdings fehlen im Hinblick auf diese Fragestellung ausgewertete Studien, aus denen hervorgeht, daß trotz bestehender Kontraindikationen gegen eine regulär dosierte Heparintherapie eine niedrig dosierte Heparintherapie gefahrlos möglich ist. Die folgenden Kontraindikationen gelten im allgemeinen auch für eine Behandlung mit niedrig dosiertem Heparin: manifeste hämorrhagische Diathese, blutende Magen-Darm-Ulzera, manifeste Hypertonie, vor allem bei hypertoner Enzephalopathie, subakute bakterielle Endokarditis, unmittelbar vorangegangene operative Eingriffe am Gehirn und am Rückenmark bei bekannter Blutungsneigung, Abortus imminens.

Es ist bei allen Blutungskomplikationen, die unter einer Applikation von niedrig dosiertem Heparin auftreten, danach zu fragen, ob es sich tatsächlich um eine durch das niedrig dosierte Heparin hervorgerufene Blutungsneigung handelt, oder ob es sich um Blutungen handelt, die auch ohne Applikation des niedrig dosierten Heparins aufgrund einer lokalen Blutungsquelle aufgetreten wären (vergleiche lokale Blutungsquellen in Kapitel: Verträglichkeit, Nebenwirkungen und Toxizität). Zweifellos ist daher in vielen Fällen dahingehend zu argumentieren, daß Blutungen aus lokaler Blutungsursache auch ohne Applikation von niedrig dosiertem Heparin aufgetreten wären, so daß nur in einem kleineren Teil der Fälle das niedrig dosierte Heparin selbst als auslösender Faktor einer Blutung anzuschuldigen ist. In der Abwägung der Relevanz verschiedener Blutungsursachen unter einer Behandlung mit niedrig dosiertem Heparin wird man gegenüber lokalen Faktoren der systemischen Ursache, d.h. dem niedrig dosierten Heparin, vor allem dann die ausschlaggebende hämorrhagische Wirkung zuschreiben müssen, wenn der Gerinnungsstatus (partielle Thromboplastinzeit, Thrombinzeit, Thromboplastinzeit, Fibrinogenspiegel, Thrombozytenzahl) entsprechende Veränderungen zeigt.

Die angeführten Kontraindikationen für den Einsatz des niedrig dosierten Heparins sind lediglich als relative Kontraindikationen zu werten, wenn nämlich in einer klinischen Situation thromboembolische Komplikationen gehäuft zu erwarten oder schon eingetreten sind, so daß eine antithrombotische Prophylaxe zwingend indiziert ist. In diesem Zusammenhang ist bei Abwägung der Rechtsgüter die Erhaltung des Lebens durch Vermeidung thromboembolischer Komplikationen entscheidend (Kausch 1983). Daß die bisherigen Konzeptionen in der Einhaltung von Kontraindikationen der Heparinbehandlung bei der Durchführung der Prophylaxe mit niedrig dosiertem Heparin überdacht werden müssen, geht aus den neuesten Erfahrungen mit dieser Prophylaxe bei frischen kompletten Hirninfarkten (Enzephalomalazien) hervor (McCarthy 1977, Wenig und Wenzel 1979, Bruhn 1983). So konnte gezeigt werden, daß durch eine Prophylaxe mit 5000 I.E. Heparin 12stündlich (subkutan appliziert) bei frischen Hirninfarkten eine signifikante Reduktion thromboembolischer Komplikationen, vor allem in der Häufigkeit tiefer Beinvenenthrombosen, erzielt werden konnte, ohne daß es zu einem vermehrten Übergang der Enzephalomalazien in Enzephalorrhagien kam (McCarthy 1977, Wenig und Wenzel 1979, Bruhn 1983). Nach unserer Auffassung sollte sich die angeführte Prophylaxe nur auf Patienten mit Enzephalomalazien erstrecken, die keine Erythrozyten im Liquor cerebrospinalis aufweisen, die an keiner malignen Hypertonie leiden und die ggf. (fakultativ) durch Computertomographie analysiert wurden, so daß eine Enzephalorrhagie ausgeschlossen werden konnte. Generell ist immer die klinische Situation zu berücksichtigen, in welcher die Frage nach einer niedrig dosierten Heparinprophylaxe zu beantworten ist:
So wäre ein schweres Lungenödem bei akuter Linksherzinsuffizienz für eine Heparingabe ebenso mit erhöhtem Risiko verbunden wie eine frische Augenhintergrundblutung. Gravidität (ab 14. Schwangerschaftswoche), Wochenbett und Menstruation stellen dagegen keine Kontraindikationen für eine Heparinbehandlung dar (Ludwig 1970).

Literaturverzeichnis

Aarburg RV, Gruber UF. Prophylaxe postoperativer thromboembolischer Komplikationen bei hüftgelenksnahen Frakturen. Unfallheilkunde 1978; 81: 475–81.

Abildgaard U. Inhibition of the thrombin-fibrinogen reaction by heparin in the absence of cofactor. Scand J Haemat 1968; 5: 432.

Abildgaard U. Highly purified antithrombin III with heparin cofactor activity prepared by disc electrophoresis. Scand J clin Lab Invest 1968; 21: 89.

Amelsberg A, Zurborn K-H, Preuße AK, Bruhn HD. Einfluß einer Heparin-Therapie auf das Prothrombinfragment F1 + 2. Vorgetragen anläßlich des Kongresses der Gesellschaft für Thrombose- und Hämostaseforschung im Februar 1992 in Heidelberg. Annals of Hematology, 1992; Suppl. Vol. 64: 227 (A59).

Bailey MJ. Reduction of catheter-associated sepsis in parenteral nutrition using low-dose intravenous heparin. Brit Med J 1979; 1: 1671–3.

Bergqvist D, Hedner U, Sjörin E, Holmer E. Anticoagulant effects of two types of low molecular weight heparin administered subcutaneously. Thromb Res 1983; 32: 381–91.

Bianchi D, Koderisch J, Andrassy K. Low-dose-Heparin-Therapie und Niereninsuffizienz. Med Welt 1984; 35: 1059–64.

Biggs R, Denson KWE, Akman N et al. Antithrombin III, antifactor Xa and heparin. Brit J Haemat 1970; 19: 287.

Briehl RC, Bögelspacher R, Neeser E, Kunz S. Postoperative Hämatome und Wundheilungsstörungen unter Low-dose-Heparin- und Heparin/Dihydroergotamin-Prophylaxe. Med Welt 1981; 32, 19: 732–4.

Brito-Paiva E de, Borzykowski J, Bouvier CA. Petites doses d'héparine en gériatrie. Méd et Hyg 1977; 35: 3700–1.

Browse NI, Clemenson G, Croft DN. Fibrinogen-detectable thrombosis in the legs and pulmonary embolism. Brit Med J 1974; I: 603 (1974a).

Browse NI, Jackson BT, Mayo ME et al. The value of mechanical methods of preventing postoperative calf vein thrombosis. Brit J Surg 1974b; 61: 219.

Bruhn HD. Heparin in der Akutphase des Myokardinfarkts. Vortrag anläßlich der Tagung der Gesellschaft für Thrombose- und Hämostaseforschung im Februar 1991 in Göttingen.

Bruhn HD, Albert JP, Petermann W. Wirkungsweise und Kontrolle von niedrig dosiertem Heparin. Med Klin 1977; 72: 349.

Bruhn HD, Butte W, Vollnberg W et al. Auswirkungen der Hämoperfusion mit polymerbeschichteten Aktivkohlegranulaten auf das Gerinnungssystem. In: Interne Intensivmedizin, Ergebnisse und Entwicklungen. Mainz: Springer-Verlag, Juli 1976.

Bruhn HD, Albert JP, Petermann W. Heparin. Wirkungsweise, Indikationen und Kontrollmethoden. Stormarn-Verlag GmbH 1977.
Bruhn HD, Christophers E, Pohl J. Einflüsse des Gerinnungs- und Fibrinolysesystems auf den Wundheilungsprozeß und auf die Thrombusorganisation. In: Prostaglandine und Plättchenfunktion. Schattauer, Stuttgart 1978, S. 425.
Bruhn HD. Thromboembolische Notfälle im Alter. Internistische Praxis 1978; I: 93.
Bruhn HD, Albert JP, Sachs L, Timme H. Erfordert die Behandlung mit niedrig dosiertem Heparin eine Laboratoriumskontrolle? Dtsch Med Wschr 1979; 38: 1336–9.
Bruhn HD, Albert JP, Sachs L, Timme H. Qualitätsvergleich verschiedener Kontrollmethoden bei der Überwachung der Prophylaxe mit niedrig dosiertem Heparin. Zeitschrift für Lab Med 1980; 4: 153.
Bruhn HD. Blutungskomplikationen bei der Prophylaxe mit niedrig dosiertem Heparin. Probleme bei internistischen Patienten. In: Probleme der Low-dose-Heparin-Thromboseprophylaxe. XXVI., Hamburger Symposion über Blutgerinnung. Schattauer, Stuttgart – New York 1983, S. 145–55.
Bruhn HD. Antikoagulantien und Fibrinolysetherapie. Laborkontrolle und Blutungskomplikationen. In: Rationelle Therapie und Diagnose von hämorrhagischen und thrombophilen Diathesen. Verhandlungsbericht der XXIX. Tagung der Deutschen Arbeitsgemeinschaft für Blutgerinnungsforschung in Saarbrücken, Februar 1985. Schattauer, Stuttgart – New York 1986, S. 4.53–4.56.
Bruhn HD. Thrombin als Gewebshormon. In: Verhandlungsberichte der XXXI. Jahrestagung der Gesellschaft für Thrombose- und Hämostaseforschung. Februar 1987. Schattauer, Stuttgart – New York, im Druck.
Carter CJ, Kelton JG, Hirsch J, Cerskus A, Santos AV, Gent M. The relationship between the hemorrhagic and antithrombotic properties of low molecular weight heparin in rabbits. Blood 1982; 89: 1239–45.
Castaigne P, Lhermitte F, Gautier JC, Excourolle R, Derouesne C. Internal carotid artery occlusion, a study of 61 instances in 50 patients with post-mortem data. Brain 1970; 93: 231–58.
Colditz GA, Tuden RL, Oster G. Rates of venous thrombosis after general surgery: combined results of randomised clinical trials. Lancet 1986; 143–146.
Crafoord C, Jorpes JE. J Amer med Ass 1941; 116: 2831.
Davis KR, Ackerman RH, Kistler JP, Mohr JP. Computed tomography of cerebral infarction: hemorrhagic, contrast enhancement, and time of appearance. Comput Tomogr 1977; 1: 71–86.
De Takats G. Anticoagulants in surgery. J Amer med Ass 1950; 142: 527.
Deutsch E, Benda L, Zischka W. Probleme der Antikoagulantienbehandlung. Thrombos Diathes Haemorrh 1958; 2: 510.

Deutsch E. Klinische Anwendung der Antikoagulantien. In: Markwardt F (ed). Handbuch der experimentellen Pharmakologie. Antikoagulantien. Vol. 27. Springer, Berlin, Heidelberg, New York 1971, S. 302.
Doutrempepuich C, Bonini F, Toulemonde F, Bertrand H, Bayrou B, Quilichni R. In vivo neutralization of low-molecular weight heparin fraction CY 216 by protamine. Semin Thromb Hemost 1985; 11: 318–22.
Duckert F. Heparin, prophylaktische Indikation (kleine subkutane Heparindosen). In: Thrombose und Embolie (Herausgeber: Koller F und Duckert F, Basel). Schattauer, Stuttgart – New York 1983, S. 290ff. und S. 296ff.
Dürr H. Egbring R, Malchow H. Zur Kontrolle der Therapie mit Heparin und Depotheparin. Verhdlg Dtsch Ges Inn Med, Bergmann, München 1973, S. 1314.
Eberle H. Prophylaxis of the thromboembolic diseases with subcutaneous low doses of heparin and intrapulmonary application of heparin with aerosol inhalation. Vortrag, gehalten am 6. Internationalen Symposion über Intensivmedizin. Rio de Janeiro, 8. – 12. November 1977.
Editorial. New approach to venous thrombosis. J Iowa Med Soc 1970; 60: 713.
Emerson PA, Marks P. Preventing thromboembolism after myocardial infarction – effect of low dose heparin or smoking. Brit Med J 1977; 1: 18.
Estes JW, Poulin PF. Pharmacokinetics of heparin-distribution and elimination. Thrombos Diathes Haemorrh 1975; 33: 26.
Fareed J. Niedermolekulare Heparine. Krankenhauspharmazie 1988; 9: 13–6.
Fisher CM, Adams RD. Observations on brain embolism with special reference to the mechanism of hemorrhagic infarction. J Neuropathol Exp Neurol 1951; 10: 92–4.
Flanc C, Kakkar VV, Clarke MB. Postoperative deep-vein thrombosis, effect of intensive prophylaxis. Lancet 1969; I: 477.
Gallus AS et al. Small subcutaneous doses of heparin in the prevention of venous thrombsis. N Engl J Med 1973; 288: 545.
Gallus AS, Hirsh J, Gent M. Relevance of preoperative and postoperative blood tests to postoperative leg-vein thrombosis. Lancet 1973; 2: 805.
Gastpar H. Physiologische Bedeutung und pharmakologische Wirkungen des Heparins. Thrombos Diathes Haemorrh 1965; Suppl. 16.
Gastpar H. Pharmakologie und Toxizität des Heparins. In: Klinische und ambulante Anwendung klassischer Antikoagulantien (XX. Hamburger Symposium über Blutgerinnung. Eds: Marx R und Thies HA). Schattauer, Stuttgart, New York, S. 19ff.

Gastpar H. Pharmakodynamik und -kinetik bei intrabronchialer Heparinapplikation. In: Lunge, Blutgerinnung und Hämostase. XXIV. Hamburger Symposion über Blutgerinnung. Hrsg.: Marx R und Thies HA. Schattauer, Stuttgart – New York 1981, S. 41.

Gatterer R. Ergotism as complication of thromboembolic prophylaxis with heparin and dihydroergotamine. Lancet 1986; 13: 638.

Genz H-J. Praxis der medikamentösen Thromboembolieprophylaxe in Gynäkologie und Geburtshilfe. Krankenhausarzt 1980; 53: 470–4.

Godal HC. Heparin assay methods for control of in vivo heparin effects. Thrombos Diathes Haemorrh (Stuttg.) 1975; 33: 77.

Gram J, Mercker S, Bruhn HD. Does protamine chloride neutralize low molecular weight heparin sufficiently? Thromb Res 1988; 52: 353–9.

Griffith JC, Boggs RB. The clinical use of heparin. Amer J Cardiol 1964; 39: 14.

Griffith G, Nichols G, Asher JD et al. Heparin-osteoporosis. J Amer Med Ass 1965; 193: 91.

Gruber UF, Bucher H. Soll man zur Prophylaxe postoperativer thromboembolischer Komplikationen Heparin mit Dihydroergotamin kombinieren? Schweiz med Wschr 1978; 108: 1833.

Hahn PF. Abolishment of alimentary lipemia following injection of heparin. Science 1943; 98: 19.

Handley AJ et al. Heparin in the prevention of deep vein thrombosis after myocardial infarction. Brit Med J 1972; 2: 436.

Hayman LA, Evans RA, Bastion FO, Hinck VC. Delayed high dose contrast CT: identifying patients at risk of massive hemorrhagic infarction. Am J Roentgenol 1981; 136: 1151–9.

Heimburger N. On the proteinase inhibitors of human plasma with special reference to antithrombin. Proceedings of the First International Symposium on Tissue Factor in Homeostasis of the Coagulation-Fibrinolysis System. Firenze 1967.

Hiebert LM, Jaques LB. The observation of heparin on endothelium after injection. Thrombos Res 1976; 8: 195.

Holger-Madsen T, Schiöler M. Increased heparin resistance after operations measured by the heparin thrombin time. Acta Chir Scand 1960; 118: 257.

Holmer E, Mattisson C, Nilsson S. Anticoagulant and antithrombotic effects of heparin and low molecular weight heparin fragments in rabbits. Thromb Res 1982; 25: 475–85.

Holmgren H, Wilander D. Beitrag zur Kenntnis der Chemie und Funktion der Ehrlichschen Mastzellen. Z mikr-anat Forsch 1937; 42: 242.

Hornig CR, Dorndorf W. Hämorrhagische Hirninfarkte. Klinik, computertomographische Befunde, Prognose. Nervenarzt 1983; 54: 406–12.

Howell WH, Holt E. Two new factors in blood coagulation-heparin and proantithrombin. Amer A Physiol 1918; 47: 328.
Hunter DT, Allensworth JL. Quantitative assay of the Hageman factor. Amer J Clin Pathol 1967; 47: 448.
International multicenter trial. Prevention of postoperative pulmonary embolism by low doses of heparin. Lancet 1975; II: 45.
Jaenecke J. Antikoagulanzien- und Finrinolysetherapie. Georg Thieme Verlag, Stuttgart 1991.
Jaenecke J. Antikoagulanzien- und Fibrinolysetherapie. Thieme, Stuttgart 1991.
Jaques LB, Bell HJ. Heparin: Preparation and Purification. In: Blood Coagulation, Haemorrhage and Thrombosis (eds: Tocantins LM and Cazal LA). Grune & Stratton, New York, London 1964, S. 392.
Jaques LB et al. Intrapulmonary heparin – a new procedure for anticoagulant therapy. Lancet 1976; II: 1157.
Jaques LB. Heparin: An old drug with a new paradigm. Science 1979; 206: 528.
Jörgensen L, Torvik A. Ischaemic cerebrovascular diseases in an autopsy series. Part 2: prevalence, location, pathogenesis, and clinical course of cerebral infarcts. J Neurol Sci 1969; 9: 285–320.
Johnson EA et al. Vier Heparinpräparate: Die anti-Xa-potenzierende Wirkung des Heparins nach subkutaner Injektion. Thrombosis and Haemostasis No. 3, June 30, 1976; Vol. 35: S. 586–91.
Jorpes JE. Heparin. In: Handbuch für Experimentelle Pharmakologie. Band XXVII: Antikoagulantien. Springer, Berlin, Heidelberg, New York 1971.
Jorpes JE. Heparin Assays in Blood. In: Thrombosis and bleeding disorders (eds: Bang NU et al.). Thieme, Stuttgart 1971: S. 277.
Kakkar VV. Deep vein thrombosis. Detection and prevention. Circulation 1975; 51: 8.
Kakkar VV. Low-dose heparin in the prevention of venous thromboembolism. Thrombos Diathes Haemorrh 1975; 33: 87.
Kakkar VV et al. Prophylaxis for postoperative deep-vein thrombosis. J Amer Med Ass 1979; 241: 39.
Kakkar VV. Low-dose heparin present status and future trends. In: Clinical usage of heparin. (Eds: Verstraete M and Machin SJ. Scand J of Haematol 1980; (Suppl 36) 25: pp 158–78.
Kakkar VV et al. Brit Med J 1982; 284: 375.
Kausch W. (Kommunaler Schadensausgleich Schleswig-Holstein, Kiel): Persönliche Mitteilung 1983.
Kiil J et al. Prophylaxis against postoperative pulmonary embolism and deep vein thrombosis by low-dose heparin. Lancet 1978; I: 1115.
Kiss J. Chemistry of heparin. Thrombos Diathes Haemorrh 1975; 33: 20.

Koller F. The physiological function of heparin. Thrombos Diathes Haemorrh 1975; 33: 17.

Koller M, Schoch U, Buchmann P, Largiadèr F, von Felten A, Frick PG. Low-Molecular Weight Heparin (KABI 2165) as Thromboprophylaxis in Elective Visceral Surgery. A Randomized, Double-Blind Study Versus Unfractionated Heparin. Thrombosis and Haemostasis 1986; 56: 243–6.

Koppenhagen K, Häring R. Thromboembolieprophylaxe mit vermindertem Blutungsrisiko. Med Welt 1981; 32, 25: 1022.

Kuhn W, Graeff H. Gerinnungsstörungen in graviditate. Fortschr Geburtsh Gynäk 1969; 39: 105.

Kurien VA, Yates PA, Oliver MF. Free fatty acids, heparin and arrhythmias during experimental myocardial infarction. Lancet 1969; II: 185.

Lasch HG, Krecke HJ, Erodriguez-Erdmann F et al. Verbrauchskoagulopathien (Pathogenese und Therapie). Folia Haemat (NF) 1961; 6: 325.

Lasch HG, Heene DH. Heparin therapy of diffuse intravascular coagulation (DIC). Thrombos Diathes Haemorrh 1975; 35: 105.

Lasch HG, Roka L. Über den Bildungsmechanismus der Gerinnungsfaktoren Prothrombin und Faktor VII. Klin Wschr 1954; 32: 460.

Lenggenhager K. Über die Entstehung, Erkennung und Vermeidung der postoperativen Fernthrombose. Thieme, Stuttgart 1948.

Lenggenhager K. Genese, Prävention und Behandlung der distalen Thrombose. Schweiz Med Wschr 1963; 93: 265.

Leyvraz PF et al. Br Med J 1991; 303: 543.

Loew D et al. Acetylsalicylic acid, low-dose heparin, and a combination of both substances in the prevention of postoperative thromboembolism. Thromb Res 1977; II: 81–6.

Ludwig H. Antikoagulantien in der Schwangerschaft und im Wochenbett. Geburtsh u Frauenheilk 1970; 30: 4.

Marbet GA. Prädisposition zur Thrombose aufgrund von Laboratoriumsbefunden. In: Thrombose und Embolie (Herausgeber: Koller F, Duckert F). Schattauer, Stuttgart – New York 1983, S. 86.

Marks P, Teather D. Subcutaneous heparin. A logical prophylaxis for deep vein thrombosis after myocardial infarction. Practitioner 1978; 220: 425.

Markwardt F, Walsmann P. Untersuchungen über den Mechanismus der Antithrombinwirkung des Heparins. Hoppe-Seylers Z Physiol Chem 1959; 317: 64.

Marx R. Diskussionsbemerkung über DHE-Heparin. XXV. Hamburger Gerinnungssymposion 1982, Editiones Roche, S. 220.

Marx FJ, Schramm W. Zum derzeitigen Stand der Thromboseprophylaxe in der Urologie. In: Hämostase, Thrombophilie und Arteriosklerose (Herausgeber: J. van de Loo, F. Asbeck). Schattauer, Stuttgart – New York 1982: S. 274.

Matt EM, Gruber UF. Prophylaxe postoperativer thromboembolischer Komplikationen mit subkutan verabreichten kleinen Heparindosen. Fortschr Med 1977; 95: 669.

McCarthy ST, Turner JJ, Robertson D et al. Low-dose heparin as a prophylaxis against deep-vein thrombosis after acute stroke. Lancet 1977; 2: 800.

McCarthy ST, Turner J. Low-dose subcutaneous heparin in the prevention of deep vein thrombosis and pulmonary embolism following acute stroke. Age Ageing 1986; 15: 84–8.

McKay DG. Disseminated intravascular coagulation. An intermediary mechanism of disease. Hober, Harper and Row, New York 1964.

McLean J. The thromboplastic action of cephalin. Amer J Physiol 1916; 41: 250.

Meissner K, Meiser G. Kardiale Komplikationen unter Heparin und Dihydroergotamin. Münch Med Wschr 1984; 126, Nr. 23: 739–42.

Messerschmidt W. Wertbestimmung und Bioverfügbarkeit von Heparinpräparaten. Arzneim Forsch 1980; 30 (II), 10: 1623–5.

Mombelli G, Schaedelin J, Beck EA. Pharmakokinetik von Heparin nach einmaliger intravenöser oder subkutaner Injektion. Schweiz Med Wschr 1977; 107: 810–5.

Mühlberger V, Abbredres K, Knapp E. Myokardinfarkt unter Ergotamin-Medikation bei einem Jugendlichen mit normalen Koronararterien. Dtsch Med Wschr 1983; 108: 623–6.

Müller-Berghaus G, Lasch HG. Microcirculatory disturbances induced by generalized intravascular coagulation. Handbuch der Experimentellen Pharmakologie (eds: Schmier J, Eichler D). Springer, Berlin, Heidelberg, New York 1975: S. 429.

Nardi M, Karpatkin M. Prothrombin and protein C in early childhood: Normal adult levels are not achieved until the fourth year of life. J Pediatr 1986; 109 (5): 843–5.

Nienhaus KH, Wenig Ch, Jäger H, Wenzel E. Funktionsfähigkeit und Konzentration von Antithrombin III bei Patienten mit cerebralen Durchblutungsstörungen. In: Fibrinogen, Fibrin und Fibrinkleber (Herausgeber: Schimpf K). Schattauer, Stuttgart – New York 1980, S. 433–8.

Nolte H. Anästhesiologische Informationen 1978; 80.

Nolte H. Anästhesiologie und Intensivmedizin 1979; 174.

Nossel HL. Radioimmunoassay of fibrinopeptides in relation to intravascular coagulation and thrombosis. N Engl J Med 1976; 295: 428.

Nowak-Göttl U et al. Arterielle und venöse Thrombosen im Kindesalter – Diagnostik und Therapie. Sozialpädiatrie 1991; 13, 11: 796–802.

Nyman D, Thurnherr N, Duckert F. Heparin dosage in extracorporal circulation and its neutralization. Thrombos Diathes Haemorrh 1975; 33: 102.

Odenkirchen A. Inauguraldissertation, Kiel 1988.

Olbert F et al. Häufigkeit der Beinvenenthrombose nach Unterschenkelfrakturen unter Berücksichtigung der Besonderheiten der Technik und der Deutung der Phlebographie. In: Aktuelle Probleme in der Angiologie, Band 33, 65–68. Akute und tiefe Becken- und Beinvenenthrombosen (Ehringer H, Hrsg). Huber, Bern – Stuttgart – Wien 1977.

Paquet KJ. Vasospastische Reaktionen nach Heparin-Dihydroergotamin. Dtsch Med Wschr 1982; 107: 1333.

Pick C-F et al. Die Thromboseentstehung im Gipsverband. Phlebol Proktol 1982; 11: 155–8.

Prillwitz HH, Bewig B, Bruhn HD. Einfluß der medikamentösen Thromboseprophylaxe mit niedermolekularem Heparin und Standardheparin auf die gerinnungsanalytischen Blutparameter. Nordwestdeutsche Gesellschaft für Innere Medizin, Januar 1987.

Prins MH. Deep venous thrombosis prophylaxis with a LMW heparin (KABI 2165) in stroke patients. 11th International Congress on Thrombosis and Hemostasis (ICTH), Brüssel 1987 (Abstract).

Racanelli A, Fareed J, Huan YQ. Low molecular weight heparin induced bleeding can be neutralized by protamine. Haemostasis 1988; 18 (Suppl. 2): 163–4.

Regelson W. Haemat Rev 1968; 1: 193.

Rem J, Duckert F, Friedrich R. Subkutane kleine Heparindosen zur Thromboseprophylaxe in der Allgemeinen Chirurgie und Urologie. Schweiz Med Wschr 1975; 105: 827.

Riedler GF. Thromboseprophylaxe in der inneren Medizin. Therapeutische Umschau 1977; 34, 5: 363.

Roka L, Bleyl H, Euler H et al. Verbesserte Heparinbestimmung mit Chromozym. TH J Clin Chem 1979; 17: 184.

Rosenberg RD, Damus DS. The purification and mechanism of action of human antithrombin-heparin cofactor. J Biol Chem 1973; 248: 6490.

Rosenberg RD. The Effect of Heparin on Factor XIa and Plasmin. Thrombos Diathes Haemorrh 1975; 33: 51.

Samama M et al. Low molecular weight heparin compared with unfractionated heparin in prevention of postoperative thrombosis. Br J Surg 1988; 75: 128–31.

Samama M. Are LMW heparins superior or unfractionated heparin in the prophylaxis of prothromboembolic complications in general and orthopedic surgery? Thromb Haemostas 1991; 65 (6): 872.

Schmitz-Huebner U. Heparinoide: Therapeutische Alternativen zu Heparin? In: Hämostase, Thrombophilie und Arteriosklerose (Herausgeber: van de Loo J, Asbeck F). Schattauer, Stuttgart – New York 1982, S. 210ff.

Schmitz-Huebner U. Niedermolekulares Heparin. Stand der klinischen Erprobung niedermolekularen Heparins. Workshop in Münster, 20. September 1985. Schattauer, Stuttgart – New York. Zusammenfassung.

Schmitz-Huebner U. Experimentelle Grundlage und klinische Anwendung von Heparinfraktionen. In: Rationelle Therapie und Diagnose von hämorrhagischen und thrombophilen Diathesen. Verhandlungsbericht der 29. Tagung der Deutschen Arbeitsgemeinschaft für Blutgerinnungsforschung in Saarbrücken, Februar 1985. (Herausgeber: Wentzel E et al.) Schattauer, Stuttgart – New York 1986: S. 4.31–4.32.

Schneck H, Tempel G, Kramann B. Ergotismus bei Heparin-Dihydroergotamin-Medikation. Dtsch Med Wschr 1983; 108: 397.

Schöndorf TH. Thromboembolieprophylaxe mit Heparin bei elektiven Hüftgelenksoperationen. Dtsch Med Wschr 1978; 103: 1877.

Schöndorf TH, Weber U. Prevention of deep vein thrombosis in orthopedic surgery with the combination of low dose heparin plus either dihydroergotamin or dextran. In: Clinical Usage of Heparin (Eds: Verstraete N, Machin SJ). Scand J Haematol 1980; Suppl. No. 36, Vol. 25: pp 126–34.

Schrader J et al. Langzeittherapie mit niedermolekularem Heparin bei Dialysepatienten. In: Rationelle Therapie und Diagnose von hämorrhagischen und thrombophilen Diathesen. Verhandlungsbericht der XXIX. Tagung der Deutschen Arbeitsgemeinschaft für Blutgerinnungsforschung in Saarbrücken, Februar 1985. (Herausgeber: Wentzel E). Schattauer, Stuttgart – New York 1986: S. 4.48.

Schramm W, Duswald KH, Gollwitzer R. Klinische Wertigkeit von Bruchstücken der Alpha-Kette des Fibrinogens in der Diagnostik thrombophiler Diathesen. In: Hämostase, Thrombophilie und Arteriosklerose. (Herausgeber: van de Loo J, Asbeck F). Schattauer, Stuttgart – New York 1982: S. 160.

Schröer H. Heparin, Prostacyclin und Endothel. In: XXIII. Hamburger Symposion über Blutgerinnung, 6. und 7. Juni. Schattauer, Stuttgart 1980.

Segesser D, Gruber UF. Vergleich der Wirksamkeit von Natriumheparinat und Calciumheparinat zur Verhütung thromboembolischer Komplikationen. Arzneim-Forsch/Drug Res 1977; 27 (II) Nr. 11: 2157–63.

Sharnoff JG, De Blasio G. Prevention of fatal postoperative thromboembolism by heparin prophylaxis. Lancet 1970; I: 1006.

Sokhi GSJ. Lancet 1977; No. 8033: 332.

Spanuth E. Klin Wschr 1990; 68: 1020.

Sutor AH. Thrombosen im Kindesalter. Risikofaktoren – Diagnose – Prophylaxe – Therapie. Symposium der GTH-Arbeitsgruppe für

Pädiatrische Hämostaseologie im Kindes- und Jugendalter. Tittisee bei Freiburg. Oktober 1990. Editiones Roche, Basel 1992.

Teien AN, Abildgaard U, Odegard R et al. Heparin assay in plasma. In: Witt I (Hrsg). Neue Methoden der Gerinnungsanalyse mit chromogenen Substraten. De Gruyter, Berlin – New York 1977; 221.

Thomas DP et al. Plasma heparin levels after administration of calcium and sodium salts of heparin. Thromb Res 1976; 9: 241–8.

Thomas DP, Morton RE, Lewis WE, Barrowcliffe TW. Studies in man and experimental animals of a low molecular weight heparin fraction. Thromb Haemostas 1981; 45: 214–8.

Thomas DP. The standardization of heparin and heparin analogues. In: Hämostase, Thrombophilie und Arteriosklerose (Herausgeber: van de Loo J, Asbeck F). Schattauer, Stuttgart – New York 1982, S. 200ff.

Thomas DP, Morton RE. A low molecular weight heparin compared with unfractionated heparin. Thromb Res 1982; 28: 343–50.

Thomascheck G. Nebenwirkungen der Heparine und Heparinoide. Thrombose und Embolie. Schwabe, Basel 1955, S. 859.

Tilsner V, Müller U. Results in preventing thrombosis by low-dose heparin in consideration of heparin concentration and antithrombin III in blood. VIIth International Congress on Thrombosis and Haemostasis, London 1979.

Tilsner V. Untersuchungen über die Prophylaxe tiefer Beinvenenthrombosen und Lungenembolien beim chirurgischen Patienten mit klassischen Antikoagulantien. In: Duckert F, Gruber UF (Hrsg). Basler Antikoagulantien-Symposium, Editiones Roche 1980, S. 105–12.

Tilsner V. Cerebrale Blutungen bei Patienten mit gerinnungshemmender Therapie. In: Cerebrum, Blutgerinnung und Hämostase. XXII. Hamburger Symposium über Blutgerinnung (eds: Marx R und Thies HA). Schattauer, Stuttgart – New York 1979, S. 123.

Trowbridge AA et al. Heparin-related immune thrombocytopenia. Amer J Med 1978; 65: 277.

Tryba M et al. Hämostaseologische Voraussetzungen zur Durchführung von Regionalanästhesien. Regional-Anästhesie 1989; 12: 127–31.

Turpie AG et al. Double-blind randomised trial of Org 10172 low molecular weight heparinoid in prevention of deep vein thrombosis in thrombotic stroke. Lancet 1987; I: (8532) 523–6.

van den Berg et al. Drei weitere Fälle mit schweren Ischämiesyndromen. Dtsch Med Wschr 1982; 107: 1371–3.

Verstraete M. Potential and problems with the clinical use of heparin. In: Clinical usage of heparin. (Eds: Verstraete M and Machin SJ). Scand J of Haematol 1980; Suppl. 36: 25, pp 1–24.

Vinazzer H. Zur Bestimmung von Heparin im Plasma. Qualitätsvergleich verschiedener Methoden. Anaesthesist 1979; 28.

Vinazzer H et al. Prophylaxis of postoperative thromboembolism by low dose heparin and by acetylsalicylic acid given simultaneously. Thromb Res 1980; 17: 177–84.

Vogel GE, Kopp KF. Vermeidung des heparinbedingten Blutungsrisikos bei der Hämodialyse. Med Klin 1976; 71: 166.

Warlow C et al. A double-blind trial of low doses of subcutaneous heparin in the prevention of deep vein thrombosis after myocardial infarction. Lancet 1973; II: 934.

Wenig C, Wenzel E. Apoplexie und Heparin. In: XXII. Hamburger Symposium über Blutgerinnung (eds: Marx R und Thies HA). Schattauer, Stuttgart – New York 1979, S. 291.

Wenzel E, Pfordt L, Wenig C et al. Einfluß von Thrombin und von geringen Heparin-Konzentrationen auf die Antithrombin-Aktivität mit Humanplasma. In: Witt I (Hrsg): Neue Methoden der Gerinnungsanalyse mit chromogenen Substraten. De Gruyter, Berlin – New York 1977; 69.

Wessler S. Small dose of heparin and a new concept of hypercoagulability. Thrombos Diathes Haemorrh 1975; 33: 81.

Wolf R, Beck OA, Hochrein H. Der Einfluß von Heparin auf die Häufigkeit von Rhythmusstörungen beim akuten Myokardinfarkt. Dtsch Med Wschr 1974; 99: 1549.

Yin ET, Wessler S. Heparin-accelerated inhibition of activated factor X by its natural plasma inhibitor. Biochim Biophys Acta 1970; 201: 387.

Yin ET. Effect of heparin on the neutralization of factor Xa and thrombin by the plasma alpha-2-globulin inhibitor. Thrombos Diathes Haemorrh 1975; 33: 43.

Zahorsky R, Proppe D, Prillwitz H, Zurborn KH, Bruhn HD, Niedermayer W. Zur Wirkung des niedermolekularen Heparins auf die Blutgerinnung bei chronisch intermittierender Hämodialyse. Verhandlungsbericht der Nordwestdeutschen Ges f Inn Med 1987 (in Druck).

Zisack C. Inauguraldissertation, Kiel 1988.

Zöllner N, Lorenz B. In: Methods of enzymatic analysis (ed: Bergmeyer HU). Academic Press, New York 1963, S. 79.

Sachverzeichnis

U

V

W

Z